中医外治特色疗法

临床技能提升丛书

总主编◎郭长青

主编◎郭长青　梁靖蓉　杜文平

中医整脊疗法

中国健康传媒集团

中国医药科技出版社

图书在版编目（CIP）数据

中医整脊疗法 / 郭长青，梁靖蓉，杜文平主编 . —北京：中国医药科技出版社，2021.10

（中医外治特色疗法临床技能提升丛书）

ISBN 978-7-5214-2642-7

Ⅰ . ①中…　Ⅱ . ①郭…　②梁…　③杜…　Ⅲ . ①脊椎病—按摩疗法（中医）Ⅳ . ① R244.1

中国版本图书馆 CIP 数据核字（2021）第 144391 号

美术编辑　陈君杞

版式设计　也　在

出版　**中国健康传媒集团** | 中国医药科技出版社

地址　北京市海淀区文慧园北路甲 22 号

邮编　100082

电话　发行：010-62227427　邮购：010-62236938

网址　www.cmstp.com

规格　710×1000mm $^1/_{16}$

印张　9 $^3/_4$

字数　165 千字

版次　2021 年 10 月第 1 版

印次　2021 年 10 月第 1 次印刷

印刷　三河市万龙印装有限公司

经销　全国各地新华书店

书号　ISBN 978-7-5214-2642-7

定价　**35.00 元**

获取新书信息、投稿、为图书纠错，请扫码联系我们。

内容提要

　　本书主要介绍整脊疗法的基础知识、治疗手法和常见脊柱疾病的整脊治疗。基础知识主要介绍整脊疗法的发展源流，脊柱疾病的病因病理、诊断方法，整脊手法要求，整脊疗法的优势与特点、适应证和禁忌证等；治疗手法主要介绍松解理筋类手法和整复类手法；对常用整脊疗法治疗的脊柱疾病按颈段脊柱疾病、胸段脊柱疾病、腰段脊柱疾病和骶尾椎脊柱疾病分类，分别从疾病的病因、临床表现、治疗手法、手法技巧和注意事项详述。全书内容实用，并配有真人手法操作图片和视频，真正实现"看得见的操作，听得见的讲解"。本书适合广大中医药院校师生和中医骨科等基层医生阅读参考。

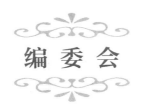

编委会

前　言

随着社会的发展、时代的进步以及工作强度的不断增加，脊柱相关疾病的发病率呈快速上升趋势，而发病年龄呈下降趋势，脊柱相关疾病日益危害人类的健康。因而，人类要高度重视脊柱、保护脊柱，延缓其退变，预防和控制脊柱病变及脊柱相关疾病的发生。整脊疗法从人体健康的平衡观、整体观出发，对脊柱常见病、多发病已经形成了自己独到的理论。整脊疗法旨在调整人体脊柱连带的肌肉骨骼系统，改善其功能障碍，它注重人体的整体研究，注重人体内部各器官及组织的相互关系，寻求一种维护、修复自然生理与物理平衡的方法。

现为了更好地普及整脊疗法这一特色治疗方式，编者根据多年的研究成果和临床经验，在参考大量有关资料的基础上总结编写了本书。本书从临床实践出发，介绍了常用的整脊手法和常见脊柱疾病的整脊手法治疗，同时配以清晰的真人操作图片和手法视频，使读者可根据文字叙述、图示和视频进行整脊手法操作，具有直观形象、简单明了的特点。

　　我们衷心希望本书的出版能为中医整脊疗法的普及和推广起到积极的促进作用，为广大人民群众带去健康，为中医学这一瑰宝的传播尽一份绵薄之力！由于编者水平有限，书中难免存在疏漏之处，敬请各位读者不吝赐教。

编者

2021 年 5 月

目 录

第二章
整脊疗法的治疗手法

第三章
整脊疗法治疗常见脊柱疾病

第一章
整脊疗法
基础知识

　　整脊又称正脊、按脊、治脊等，一般有广义、狭义之分。狭义整脊是指运用各种手法技术移动患病脊柱，矫正椎间关节失稳，恢复脊柱的稳定性，使患病的脊柱恢复正常的解剖结构和功能，松解粘连，缓解肌肉痉挛，解除对神经等的刺激压迫，从而治疗因脊柱结构异常而引起的疾病；广义整脊是指运用推拿按摩、牵引、导引、针灸、药物等方法整复调理结构和功能异常的脊柱，是防治脊柱及脊柱相关脏腑组织器官疾病的医疗保健方法。

　　整脊疗法，是一门从脊柱力学角度研究脊柱与疾病关系的科学，它是与内、外、神经、内分泌、妇、儿、五官科等都有关系的新兴学科。它是以整复手法作用于脊柱背脊，从人体健康的平衡观、整体观出发，对脊柱、脊柱常见病、多发病已经形成了自己独到的理论。整脊疗法从纠正单个椎体的位移着手，调整人体脊柱连带的肌肉骨骼系统，改善功能障碍，主要解决脊柱各个关节的紊乱错位，从而减轻周围骨骼、肌肉、关节的疼痛和炎症。它注重人体的整体研究，注重人体内部各器官及组织的相互关系，寻求一种维护、修复自然生理与物理平衡的方法。

第一节　整脊疗法的发展源流

　　中医对脊柱病的认识有 2000 多年的历史，其发展过程可以概括为：起源于远古，盛行于殷商，总结提高于秦汉，广泛应用于晋唐，发展创新于宋元，系统完善于明清，正名昌盛于当代。早在清代，《医宗金鉴·正骨心法要旨》对损伤性脊柱病变的病因、临床表现及整复手法等已有较明确的载述。国内自 20 世纪 60 年代以来，脊柱病因学说得到了不断的发展和进步。整脊疗法的治疗范围得以扩大，不仅对颈椎、腰椎棘突偏歪等骨伤科疾病有较好疗效，而且还可广泛应用于由脊柱病变引起的相关疾病。随着中医骨科的振兴和中西医结合治疗骨折和软组织损伤的兴起，人们对脊柱的生理、病理有了更全面的认识，开始运用解剖、生理、生物力学等研究传统整脊疗法，脊柱病防治也有了更完善的方案，这些都促进了中国整脊学水平的进一步提高。

　　中医整脊疗法，是运用中医原创思维研究人体脊柱系统解剖生理、运动力学，以手法为主要治疗方式的中医疗法。通过调整气血、筋骨，使气血协调并恢复或改善脊柱力学平衡以防治脊柱劳损伤病。传统中医药领域中的整脊疗法及其学术思想，逐渐形成一整套独具特色的学术体系，成为一门独立的学科。以中医基础理论和西医学知识为指导，以生物力学为基础，研究脊柱、脊旁组织、脊柱相关脏腑的力学、解剖、生理、病理变化，运用手法、导引练功、针灸、中药、牵引等方法对脊柱位置、结构异常进行整复调理，从而达到治疗和预防脊柱及脊柱相关疾病的目的。这门学科是在中医经络学、骨伤科学、西医学的"脊柱与疾病相关"理论、"软组织外科学"、"脊柱病因治疗学"以及整脊矫正手法治疗等理论上产生、发展起来的。

　　美式整脊疗法又称脊柱神经矫正术，源于欧洲的传统医学，是目前在美国广泛流行的一种自然疗法。它是 1895 年欧美脊柱神经医学的鼻祖帕马医师（D.D.Patmer），根据人体脊柱骨和神经系统的原理，悟出一种与我国古老的"推拿术"和"跌打损伤"相似的整脊疗法。它是以脊柱解剖学、生物力学、X 线影像学为基础，有着规范、科学矫正手法的独立学科。其注重人体的整体研究，强调人体内部各器官、组织的相互关系，寻求一种维护、修复自然生理平衡与物理平衡的脊柱矫正方法。在这种思想指导下，脊柱矫正学从人体的整体平衡出发，来认识人体内部的奥秘，以达到使人体恢复健康的目的。

整脊疗法发展迅速，在东南亚一些国家均盛行。按脊防治脊柱及其相关疾病和按脊保健，被称为"脊柱病调整法"。整脊疗法在日本发展最快，并形成了不同的手法流派和名称，如福永式整体术、高桥式正体式、尾闾式脊柱反射疗法、松田式按脊调整法等。

第二节　整脊疗法的优势与特点

脊柱在结构上起着保护神经系统的重要作用，是其中的神经发挥正常功能的基本保障。人类是直立行走的脊柱动物，在工作和生活中，直立是其主要动作。脊柱的正常结构很容易在长期的工作、生活中因各种慢性劳损与急性损伤而改变。整脊疗法是综合神经、肌肉、骨骼三大系统疾病的诊断、治疗、预防以及兼顾对整体健康状况产生影响的疾病治疗，基于脊柱 – 肌肉系统的结构同神经系统调节功能之间的关系，通过手法恢复和维持人体正常结构与功能的一门学科。其特点概括起来主要有以下几个方面。

平衡原理

人体受内、外环境的影响，所谓健康即是体内各器官、系统之间保持着动态变化的相对平衡。当平衡被打破，就会出现病理反应。整脊疗法遵循人体内部各器官、组织的相互关系，寻求一种维护和修复自然生理平衡的方法，达到消除人体疾病、恢复健康的目的。在临床治疗中，其利用手法矫正精确地将脊柱移位，调整脊柱骨骼肌肉系统平衡。这种平衡包括调整肌肉、韧带，恢复肌肉、韧带的力学平衡；调整脊柱平衡，恢复脊柱内外平衡；调整神经、肌肉、骨骼三大系统平衡，恢复脏腑功能平衡。

整体观

整脊疗法是一门传统的自然疗法与西医学科学相结合的学科，以脊柱解剖学、生物力学、影像学为基础，从人体整体结构和功能出发，利用手法矫正整脊，消除或缓解椎体位移及有关症状，但不局限于纠正脊柱，更是对脊柱疾病引起的骨骼肌肉系统、神经系统以及消化系统、内分泌系统、心血管系统等整体治疗。

适应证广泛

整脊疗法是与内、外、神经、内分泌、妇、儿、五官科等都有关系的学科。整脊疗法可以通过手法解除肌肉痉挛，纠正解剖位置异常，促进突出物回纳，影响局部血流循环，对运动系统、神经系统、血流系统等产生影响，可用于治疗脊柱疾病以及脊柱源性的内科疾病等诸多疾病，以及慢性劳损引起的伤病等。同时也可用于小儿强壮、养生保健等。最终达到消除疼痛、降低（软化）僵硬、消除肌肉痉挛、治疗椎间盘病变、矫正脊柱错位、减低神经系统的紧张，使内脏器官产生平衡和谐、降低血压、各器官获得适当的营养、使神经获得营养、使身体恢复正常化状态的目的。

安全有效

在掌握好其禁忌证和注意事项的基础上，整脊疗法治疗方式针对性强，一般不会对患者造成损伤，也没有副作用。患者可在无痛苦的情况下而康复，避免了服用药物给机体带来的损害和不良反应。同时，整脊疗法不仅适应证广泛，而且疗效好、见效快。诸如小关节错位、急性腰扭伤等，通过整复手法可即时见效。整脊疗法通过舒解局部痉挛，恢复脊柱功能次序，使局部气血通畅，疼痛减轻，正常功能得以恢复。

需缜密的影像学检查

基于整脊疗法的独到理论体系，就诊的患者无论是颈椎、腰椎或胸椎疾病都需结合影像学检查准确诊断。整脊疗法立足于解剖学、影像学及生物动力学等现代科学，并结合传统中医推拿按摩理论。复位手法基于影像学等科学诊断，通过一个瞬间特定手法使脊柱移位，解除对神经的影响，使机体恢复健康的平衡状态。

第三节　整脊疗法的适应证和禁忌证

一、适应证

随着研究的深入发展，人们越来越意识到脊柱与人体健康的密切关系。与脊柱相关的疾病几乎涉及人体的各个系统。

整脊疗法对损伤性脊柱病变，如颈椎病、腰椎间盘突出症、某些损伤性截瘫等均有较好的疗效。有些患者甚至能收立竿见影之效。此外，对由脊柱病引起的高血压、心律失常、脑外伤后综合征、视力减弱或失明、耳聋等疾病也可在整复过程中获得一定的疗效。对颈椎病、外伤后头晕、脑外伤后综合征、耳目失聪及肩臂疼痛麻木等表现为头、面、颈、臂部位症状为主者，应在颈椎段检查和确定病椎部位，并施以相应的整复手法。对心律失常、胃脘痛、肋间神经痛，腹泻等表现为以胸、腹部症状为主者，应在胸椎段检查和确定病椎部位，并施以相应的手法。对腰痛、下肢疼痛麻木、大小便障碍等患者，检查及整复手法应侧重于腰椎段。

二、禁忌证

整脊医学是一种见效快、无痛苦、无副作用、安全度高的医学治疗体系，手法操作是整脊疗法的基本治疗手段，但要严格掌握其禁忌证。

（1）饥饿及饱食半小时内、醉酒、过度疲劳、衰弱、孕妇、月经期等慎用。

（2）严重心、脑、肝、肾疾病患者，如严重心功能衰竭、脑出血、肝病、肾衰竭、冠心病、高血压、糖尿病病情未稳定的患者，严重自主神经功能紊乱的患者，以及传染病、皮肤病等患者禁用。

（3）有出血倾向、血液病患者和凝血功能障碍的患者，如白血病、血小板减少性紫癜、坏血症、肺结核等禁用。

（4）畸形、骨折、创伤患者禁用，如枢椎齿突发育缺陷、不稳定齿状突等椎骨畸形，急性骨折、开放性创伤、关节脱位等。

（5）脊髓肿瘤（包括良性和恶性）、脊柱恶性肿瘤、硬脊髓膜肿瘤、巨细胞瘤、成骨细胞瘤等侵袭性良性肿瘤、肌肉或其他软组织的赘瘤性疾病等禁用。

（6）椎管狭窄大于1/3的患者、脊髓或椎管内血肿、骨髓炎、化脓性椎间盘炎、骨结核等脊柱感染性疾病、上颈椎颅底凹陷症、伴有严重进行性神经缺损的重度椎间盘突出症等禁用。

（7）椎体脱位，其程度远远超过手法矫正范围者；已装有内固定等稳定装置的脊柱；先天性广泛性关节活动过度；严重脊柱失稳（如韧带松动等）；脊髓纵裂等禁用。

（8）诊断尚不明确的急性脊柱损伤，或伴脊髓损害症状患者禁用。

（9）久病极度虚弱或手术后患者及患严重骨质疏松症的老年人等禁用。

第四节　脊柱疾病的病因病理

一、病因

脊柱相关疾病的病因是以中医病因学说为基础，结合现代脊柱的病理解剖和病理生理进行阐述引起疾病发生、发展的因素。脊柱疾病的病因较为复杂，常见原因可分为基础病因和发病诱因。基础病因常有脊柱急慢性损伤、退行性变、脊柱先天畸形等，遭受直接或间接外力，如交通意外、运动损伤、生活与工作中的意外、医源性意外等；发病诱因有轻微扭挫伤、过度疲劳、姿势不良、内分泌失调、感受风寒湿邪等。

1. 椎间盘退行性变

年龄增长以及与之相关的使用过度、修复能力降低是引起脊柱退变的主要原因。当某个椎间盘发生退行性改变后，引起椎间隙逐渐变窄，使椎周软组织相对松弛。在一定诱因作用下，发生椎体滑脱或椎间关节错位。椎间盘退变后椎间盘的纤维环变脆，如果椎体受到外力刺激或损伤，纤维环破裂，椎间盘髓核突出纤维环外，则形成椎间盘突出。椎体骨质增生和椎间盘突出会压迫周围神经、肌肉、韧带、血管以及脊髓而引发症状。

2. 脊柱旁软组织急慢性劳损

椎旁软组织包括韧带、关节囊、筋膜、椎间盘及肌肉。脊柱旁软组织急慢性劳损常见于长期低头工作或长期在某一特定姿势下做重体力劳动如坑道作业，而又不重视定时适当做肌力平衡运动的锻炼者。此外，还可见于姿势不良，如歪头写字、姿势性驼背、睡高枕等；或者剧烈运动前没有做适当的预备运动，如单双杠、球类比赛等；或者反复轻度扭挫伤，如举、抬、挑、搬重物时，或手持重物向外抛掷时，用力不当或用力过于持久；或者自幼缺乏体力劳动锻炼或因疾病所致的体质瘦弱、气血亏虚的人，突然做过重的挑、抬、锄、掷等劳动；或持久做过伸、过屈头颈、腰背的工作者等。

软组织急性扭挫伤后，以致气滞血瘀，组织撕裂后水肿、血肿，如未彻底治疗，可发展为纤维性变，以致肌肉、韧带、关节囊等发生粘连，出现伤侧（椎旁）软组织痉挛状态。

慢性劳损后造成局部组织松弛或硬变（纤维化、钙化），使椎间关节运动范围失控而在一定诱因作用下，发生椎间关节错位、关滑膜嵌顿而致病。

3. 椎间盘突出

多有急性损伤史。其中腰段脊柱负重大，较薄弱，容易发病。颈椎因有钩突的保护作用，胸椎椎间盘较小且有胸廓的限制运动，故较少发病。

4. 骨质增生

由于椎间盘的退变，椎间盘内压升高，椎节失稳和应力分布不均与椎体平衡改变，韧带于椎间盘间隙血肿机化、骨化和钙化，就会出现骨质增生。脊柱骨质增生突入椎间孔、椎管或横突孔，压迫神经根、椎动静脉、交感神经或脊髓而致病。

5. 韧带增生肥厚或钙化

韧带蜕变实际上是随着椎间盘的退变相伴而生的。当椎间盘退行性变后，脊柱处于失稳状态，韧带就会代偿性变化，继而出现增生、肥厚、变性。椎体韧带的退变，主要是前纵韧带、后纵韧带和黄韧带。韧带的退变首先会限制脊柱的活动，出现局部僵硬等症状；其次是增厚的韧带会压迫神经和脊髓，影响椎动脉血流量，发生继发性椎管狭窄。肥厚、钙化的组织直接对其邻近的脊髓、神经根、椎动静脉及交感神经造成压迫而致病。

6. 先天性畸形

脊柱畸形是一种常见的脊柱疾病，在青少年和儿童中有较高的发病率。初诊的脊柱畸形一般以背部畸形为主要症状，表现为驼背、姿态不对称，双肩不等高、身材矮小等，或者是先天性椎体融合、颈肋及椎管狭窄等。由于融合和颈肋局部活动度较小，增加其上部或下部椎间负担而易发生劳损，故脊柱病好发于畸形椎体的上或下一椎间部位。先天性椎管狭窄者，较常人狭小，故代偿功能较差，对原可不致病的轻度脊柱错位、骨质增生或韧带肥厚钙化也可发病，患病后症状往往比一般患者重。

7. 颈部及咽喉部炎症感染

炎症使关节囊及其周围韧带充血松弛，也可发生骨质脱钙，使颈椎的稳定性受到损害，在一定诱因条件下，即发生错位。

上述病因中以椎间盘退变，椎周软组织相对松弛及椎周软组织劳损造成脊柱失稳后而发生的脊柱错位最常见。

二、病理

脊柱相关疾病错综复杂，其病理过程涉及应力集中、平衡失调、代偿紊乱、脏腑功能失调等，表现为椎间盘变性或突出（膨出）、脊柱错位（关节突、钩突位置改变），椎周围软组织改变（松弛变性、痉挛硬变、无菌性炎症、萎缩、骨质增生等）。一般来说，脊柱在失稳状态时并无临床症状，但在一些诱因下可发生错位而出现症状。如果受到压迫或刺激，还会出现相应症状：神经根受压其支配范围疼痛、麻木、无力；椎动脉受压常出现头晕、头胀；脊髓受压根据脊髓受损的程度不同，可以在受损脊髓平面及以下的支配区域出现不同程度的症状，如截瘫、运动障碍、感觉迟钝、缺失、分离、过敏等；交感神经纤维受压其支配的内脏常出现病症。

1. 椎间盘变形及突出

软骨板逐渐变薄，甚至被髓核逐渐侵蚀造成缺损，使软骨板失去由椎体向椎间盘内渗透组织营养液的半渗透膜作用，更加促进纤维环及髓核的变性。髓核含水量逐渐减少，其中纤维网和黏液样组织基质渐渐被纤维组织及软骨细胞所替代，成为弹性下降的纤维软骨实体。因此，椎间盘的高度降低，椎间隙狭窄，如发生椎间盘突出则椎间隙狭窄更加明显。纤维环变性比软骨板与髓核更早，常人 20 岁以后即停止发育，开始变性。纤维交错的纤维环虽然较壮实，但因持久运动相互摩擦后，导致纤维变粗，出现透明性病变，从而使纤维弹性减弱，在一定诱因条件下（急性外伤或慢性劳损）纤维环发生破裂，髓核即可向破裂处突出。因后纵韧带在后外侧较薄弱，故椎间盘突出以向后外侧突出者居多。突出的椎间盘初期为较软的纤维组织，以后可逐渐钙化及骨化。

2. 关节突关节的改变及脊柱错位

由于椎间盘的退变椎间隙变窄，关节突的关节囊及其周围韧带均松弛，椎间孔的纵径势必缩短，如遭受外伤或椎周软组织劳损，即可发生脊柱错位，椎间孔横径（前后径）及椎管的矢状径均缩短。根据尸体解剖所见，椎间孔横径缩小 1/3 时，神经根即受到刺激，如缩小到 1/2 时，神经根则受到压迫。椎管矢状径变小如已有椎管狭窄或椎体缘有骨质增生的骨嵴时，则可对脊髓产生压迫。

3. 椎周软组织改变

（1）黄韧带肥厚：黄韧带可能由于长期被过度牵扯（如低头工作、睡高枕、长期弯腰工作等），或因脊柱失稳活动度加大，使黄韧带负担增大，久之则增生肥厚，甚至钙化、骨化，从而压迫神经根出现症状；也可能在脊柱后伸时，肥厚的黄韧带发生褶皱突入椎管内而压迫脊髓。

（2）前、后纵韧带改变：前后纵韧带可能遭受急性外伤，也可能由于脊柱失稳长期过度活动而受损伤，发生出血、水肿、机化而钙化、骨化，对脊髓或神经根产生压迫。

（3）项韧带钙化：在颈椎失稳后，项韧带（颈椎部的棘上韧带）过度活动而肥厚，继而钙化、骨化。项韧带钙化的部位多见于 C_{3-6} 之间的夹肌、半棘肌与小菱形肌附着点处，头颈及上肢运动易损伤此段韧带，韧带钙化的部位与颈椎病发病的部位相一致。

（4）椎旁肌肉改变：椎旁肌肉可遭受急性扭挫伤或慢性劳损，多见于肌腱与骨附着处发生撕脱性损伤，或肌纤维局限性断裂，慢性劳损的局部组织呈纤维性变，或机化粘连，造成脊柱两侧肌力失衡。若脊柱已处于失稳状态，则极易发生错位而出现相应神经支配的肌肉痉挛。

4. 骨质增生（骨刺、骨唇、骨嵴）

脊柱失稳后，活动度增大，在关节突关节、钩椎关节或（和）椎体边缘的韧带、骨膜受到牵扯、损伤，发生出血、机化而后骨化成为骨质增生。骨质增生的好发部位在颈、腰椎，这与活动度较大有关，胸椎则较少发生。骨质增生随年龄的增长而增多，但不一定致病，只有骨刺突入椎管、椎间孔或横突孔时才可压迫脊髓、神经根或椎动脉而出现症状。

5. 神经根改变

神经根可受突出的椎间盘、变窄的椎间孔或骨刺压迫。椎间盘向后外侧突出虽未侵入椎间孔，但仍可压迫脊膜囊内的神经根。如单独压迫后根则出现麻木感而无运动障碍，反之，如压迫前根，则有运动障碍而无麻木感。当然，如在前后根汇合处受压，则患者既有运动障碍又有感觉障碍。

6. 椎动脉改变

椎动脉可因颈椎错位或钩突关节增生的骨刺压迫，而出现受挤压或扭曲的情况，这可从椎动脉造影中得到证实。椎动脉受压后可产生血液循环障碍，一侧椎动脉受压尚不致出现脑动脉缺血症状；若一侧已有病变，而做向健侧转头使健侧椎动脉也受压迫时，则可出现症状。枕寰关节及寰枢关节活动常加大椎动脉第三段的扭曲，极易引起双侧椎动脉供血不全而发生眩晕或晕厥。

7. 脊髓改变

脊髓受到骨性直接压迫或因脊髓前动脉受压而致血运障碍，在早期为功能障碍性改变还可以逆转，如受压时日较久，未能获得治疗，则可发生脊髓变性、软化，甚至空洞形成，成为难以恢复的损害。

8. 交感神经改变

交感神经的低级中枢在脊髓侧角，交感神经的节前纤维是有髓鞘纤维，随同本节脊神经前根通过椎间孔而达神经节。其节后纤维循 3 个途径分布：①随脊神经分布；②缠在血管上随血管走行分布；③直接分布到内脏。交感神经的功能是与副交感神经相拮抗，相互调节平衡以维持器官的正常功能。

脊柱的骨关节、椎间盘及椎间软组织遭受损伤或退变，在一定的诱因条件下，发生脊柱关节错位，椎间盘突出，韧带钙化或骨质增生，直接或间接地对神经根、椎旁血管、脊柱、交感神经等产生刺激或压迫，而引起临床多种综合征，且常由此引起自主神经功能紊乱，使其支配的脏器出现病症，整脊疗法通过运用整复手法治疗脊柱达到解除病症的目的。其治疗机制为通过脊柱整复手法的治疗，促使患椎椎间隙及纤维环、椎间韧带发生旋转、牵拉，从而对突出的髓核产生周边压力，使突出物回纳，通过拨正偏歪棘突，椎体关节得以恢复正常或代偿性的解剖位置，使之与周围肌群相适应，解除关节囊、韧带对神经根的压迫，改善血流。此外，对合并小关节僵凝者施以旋转手法，还能松解粘连，增加活动范围，缓解疼痛。

第五节　脊柱疾病诊断方法

一、一般检查

一般检查包括对脊柱弯曲度、腰背部软组织、脊柱活动度及脊柱压痛与叩击痛等检查。

1. 脊柱弯曲度检查

正常人直立时，脊柱从侧面观察有 4 个生理弯曲，即颈段稍向前凸、胸段稍向后凸、腰椎明显向前凸、骶椎明显向后凸。视诊检查；患者取站立位或坐位，充分暴露躯体，从侧位和后位观察脊柱的 4 个生理弯曲是否存在，观察是否有脊柱侧弯、前凸或后凸畸形。触诊检查：手指沿脊柱棘突以适当压力往下划压，皮肤出现一条红色充血痕，以其为标准观察脊柱有无侧弯。颈部侧偏常见于先天性斜颈等。脊柱后凸似驼背常发生在胸段，常伴胸部塌陷，头颈前倾，腹部前凸，常见于有佝偻病、强直性脊柱炎、脊柱退行性变等。脊柱前凸表现为腹部明显向前，臀部明显向后突出，多发生在腰椎，可见于先天性髋关节后脱位、第五腰椎向前滑脱、髋关节结核及水平骶椎等。脊柱侧弯可发生在胸段、腰段及胸腰段联合。可因姿势性不良形成脊柱侧凸，常见于儿童发育期坐、立姿势不良、代偿性侧凸；器质性脊柱侧凸常因先天性脊柱发育不全、特发性脊柱侧弯等脊柱疾病。

2. 腰背部软组织检查

本检查主要触诊腰背部肌肉、筋膜等。触诊检查由轻到重逐渐加压，一般可以循肌肉走行方向、肌肉与韧带的起止点、沿神经走向用指腹来回滑动。用拇、示指撮捏以探索皮下浅层的异常反应。用拇指按压揉动以探查深层异常反应时，应注意左、右侧或健、患侧对比，同时按压以比较疼痛的性质与程度，用力要均匀。要检查判断肌肉是否结实柔韧；并在患者主诉的疼痛部位做重点检查，注意有无皮下结节、条索，是压痛点、压麻点还是压胀点；确定有无放射痛、放散痛、牵涉痛、原发痛、继发痛等；是否有肌肉紧张或痉挛、肌肉萎缩、功能障碍等。无论脊柱急性损伤还是慢性损伤都会引起附着的肌肉异常，局部肌肉紧张僵硬、压痛，长时间之后甚至会出现肌肉萎缩、功能异常等。如颈椎病患者常颈部肌肉紧张、压痛、活动受限等；腰椎结核、急性腰扭伤患者，常有腰肌痉挛、功能受限。

3. 脊柱活动度检查

生理状态下脊柱有一定的活动度，其中颈椎段和腰椎段的活动范围最大；胸椎段活动范围最小；骶椎和尾椎已融合成骨块，几乎无活动性。脊柱的运动主要在颈椎及腰椎，它的运动包括前屈后伸，左右侧屈及左右旋转。检查时，嘱患者取坐位或站立位，头居正中，两眼平视前方，依次做屈曲、伸展、侧屈、旋转动作。检查颈椎时注意应固定双肩，使躯干不参与运动。颈段活动受限常见于颈部肌纤维组织炎及韧带受损、颈椎骨质增生、颈椎结核或肿瘤浸润、颈椎外伤、骨折或关节脱位等。检查胸椎活动度可先固定骨盆再转动肩部，胸段活动受限可见于胸段肌纤维组织炎及韧带受损、脊柱侧弯或后凸、强直性脊柱炎等（图 1-1 至图 1-4）。

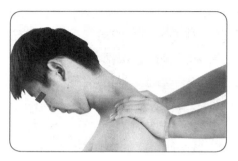

图 1-1　颈椎前屈

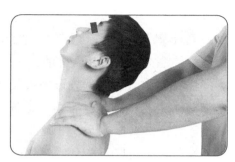

图 1-2　颈椎后伸

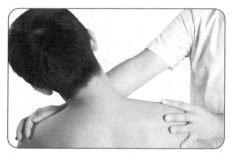

图 1-3　颈椎侧屈

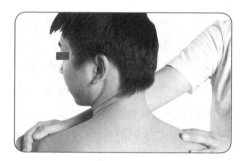

图 1-4　颈椎旋转

　　腰段活动受限常见于腰部肌纤维组织炎及韧带受损、腰椎椎管狭窄、椎间盘突出症、腰椎结核或肿瘤、腰椎骨折或脱位等。注意检查前仔细询问病史，若怀疑脊柱骨折或外伤，检查时应避免做脊柱运动，以免损伤脊髓（图 1-5 至 1-8）。

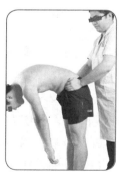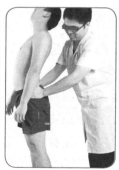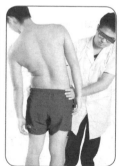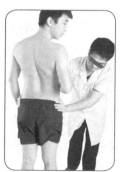

图 1-5　腰椎前屈　　图 1-6　腰椎后伸　　图 1-7　腰椎侧屈　　图 1-8　腰椎旋转

4. 脊柱压痛与叩击痛检查

检查脊柱的疼痛部位时，嘱患者取俯卧位，使椎旁肌肉放松，检查脊柱压痛时医者以右手拇指从枕骨粗隆自上而下逐个按压脊柱棘突及椎旁肌肉，正常每个棘突及椎旁肌肉均无压痛。脊柱两旁肌肉有压痛时，常为急性腰背肌劳损所致。腰椎的横突上有腰肌的起止点。腰肌急慢性损伤时，常在横突上有不同程度的压痛。第3腰椎横突较其他腰椎横突长，所承受的腰肌拉力较大，如有损伤，局部可有压痛并沿大腿向下肢放射。叩击痛一般有两种：①直接叩诊法：是以叩诊锤或手指直接叩击各个脊柱棘突。②间接叩击法：嘱患者取端坐位，医者用左手掌面放在患者的头顶，右手半握拳以小鱼际肌部叩击左手手背，观察患者有无疼痛，正常人脊柱无叩击痛。如脊柱有病变，在受损部位可产生叩击痛。叩击痛阳性可见于脊柱结核、骨折及椎间盘突出等病症（图1-9、图1-10）。

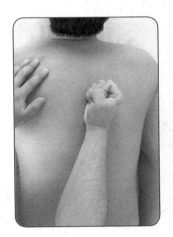 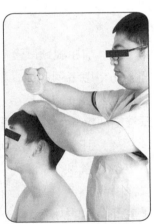

图 1-9　直接叩击痛检查　　图 1-10　间接叩击痛检查

二、脊柱特殊检查

1. 颈椎相关特殊检查

（1）Jackson 压头试验

嘱患者取端坐位，医者双手叠放于其头部。当患者头部处于中立位和后伸位时，医者于头顶部依轴方向施加压力，若患肢出现放射性疼痛，症状加重者，多见于颈椎病及颈椎间盘脱出症（图1-11）。

（2）头部叩击试验

医者以一手平置于患者头部，掌心接触头顶，另一手握拳叩击放置于头顶部的手背，若患者感到颈部不适、疼痛或上肢痛、酸麻，则提示可能患有颈椎病（图1-12）。

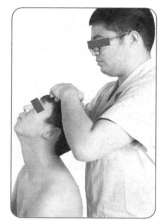
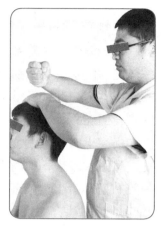

图 1-11　Jackson 压头试验　　图 1-12　头部叩击试验

（3）前屈旋颈试验

先将患者颈前屈，继而左右旋转，出现颈部疼痛为阳性，提示神经根型颈椎病、椎间盘病变、后关节紊乱、颈椎小关节的退行性变等。如患者颈椎出现疼痛即提示可能患有颈椎骨关节病（图1-13）。

（4）引颈试验（椎间孔扩大试验）

嘱患者取仰卧位，医者双手分别托其下颌与枕部；或患者取坐位，医者站在患者的背后而使前胸紧靠患者的枕部，并以双手用力向上提牵颈部，使椎间孔扩大。如出现疼痛减轻或颈部轻松感即为阳性，提示椎间盘病变、

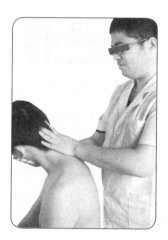
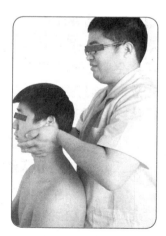

图 1-13　前屈旋颈试验　　图 1-14　坐位引颈试验

椎间孔缩小。椎动脉型颈椎病、椎动脉综合征发作期进行此项试验，头昏、头晕、耳鸣等症状亦常有减轻或消失（图1-14、图1-15）。

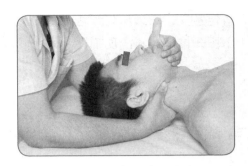

图1-15　卧位引颈试验

（5）椎动脉扭曲试验

嘱患者颈后伸，继而分别向左右旋颈，如出现头晕、耳鸣即为阳性，提示椎动脉综合征、椎动脉型颈椎病，但阴性不能排除椎动脉病变。此试验应注意根据患者年龄和病情施行，对年龄大、头晕较重者，不要用力过猛，以防晕厥（图1-16）。

（6）椎间孔挤压试验

嘱患者取坐位，头部微向病侧侧弯，医者立于患者后方，用手按住患者顶部向下施加压力，如患肢发生放射性疼痛即为阳性。原因在于侧弯使椎间孔变小，挤压头部使椎间孔更窄，椎间盘突出暂时加大，故神经根挤压症状更加明显（图1-17）。

（7）颈静脉加压试验

嘱患者取仰卧位，医者以双手按压其两侧颈静脉，持续1~3分钟。若颈部及上肢疼痛加重，则提示患有根性颈椎病（图1-18）。

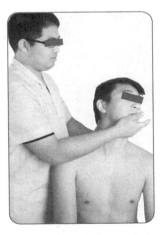
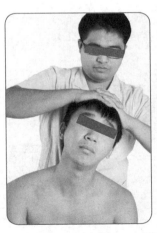
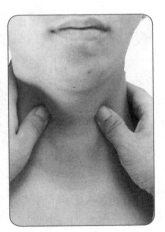

图1-16　椎动脉扭曲试验　　图1-17　椎动脉挤压试验　　图1-18　颈静脉加压试验

（8）臂丛神经牵拉试验

嘱患者稍低头，医者一手扶患侧头部，一手握患侧腕部（或握手），然后两手向相反方向拉，若出现放射性疼痛及麻木，即为阳性。该试验对诊断上、中、下三段神经根型颈椎病均有肯定意义，即颈丛与臂丛病变均可表现出阳性，其中以臂丛神经受累的中下段颈椎病最易出现阳性，故称臂丛神经牵拉试验（图1-19）。

（9）转头看物试验

让患者观看自己肩部或身旁某物，若患者不能或不敢贸然转头或转动全身观看，说明颈椎或颈肌存在疾患，如颈椎结核、颈椎强直、"落枕"等（图1-20）。

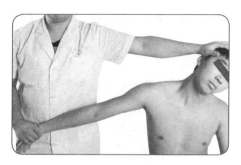 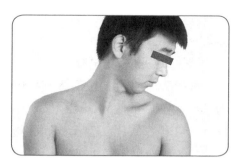

图1-19　臂丛神经牵拉试验　　　　图1-20　转头看物试验

（10）Addison sign试验

嘱患者取坐位，仰首转向患侧，深吸气后屏住呼吸，医者一手抵住患者下颌，一手摸患侧桡动脉，动脉搏动减弱或消失则为阳性。提示血管受挤压，常见于前斜角肌综合征（图1-21）。

（11）肩部下压试验

嘱患者取坐位，令其头部偏向健侧，当有神经根粘连时，为减轻疼痛，患侧肩部会相应抬高。此时医者握住患者腕部做纵轴方向牵引，若患者感到放射性疼痛和麻木加重，称为肩部下压试验阳性（图1-22）。

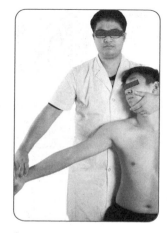 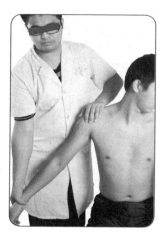

图1-21　Addison sign试验　　图1-22　肩部下压试验

2. 胸椎检查

（1）胸廓挤压试验

先进行前后挤压，医者一手扶住后背部，另一手从前面推压胸骨部，使之产生前后挤压力，如有肋骨骨折时，则骨折处有明显疼痛感或出现骨擦音；再行侧方挤压，医者两手分别放置于胸廓两侧，向中间用力挤压，如有骨折或胸肋关节脱位，则在损伤处出现疼痛反应。常用于诊断肋骨骨折和胸肋关节脱位（图1-23、图1-24）。

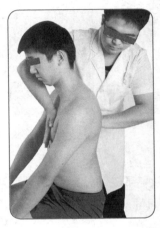 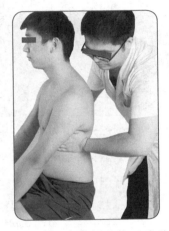

图 1-23　胸廓前后挤压试验　图 1-24　胸廓侧方挤压试验

（2）肩外展试验

嘱患者取坐位，医者扪及患者腕部桡动脉搏动后，慢慢使前臂旋后，外展 90°~100°，屈肘 90°，桡动脉搏动消失或减弱为阳性（图1-25）。

（3）斜角肌挤压试验

嘱患者取坐位，医者扪及患者腕部桡动脉搏动后，使其肩外展 30°，略后伸，并令患者头颈后伸，仰首逐渐转向患侧（转向健侧为反 Addison 试验），桡动脉搏动减弱或消失为阳性（图1-26、图1-27）。

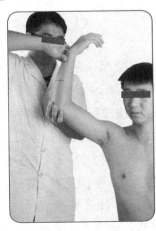 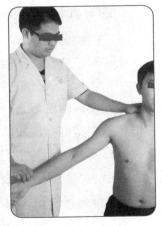

图 1-25　肩外展试验　图 1-26　斜角肌挤压试验

（4）锁骨上叩击试验

令患者头偏向健侧，叩击患侧颈部，出现手指发麻或触电样感为阳性（图1-28）。

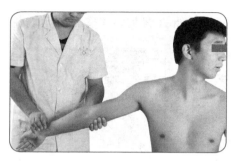

图1-27　反斜角肌试验

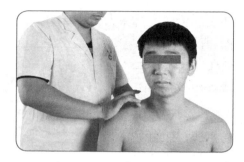

图1-28　锁骨上叩击试验

（5）锁骨上压迫试验

医者用同侧手扪及患者的腕部桡动脉搏动后，用对侧拇指压迫其锁骨上窝处，桡动脉搏动消失为阳性。笔者曾在正常人群中做过调查，90%的正常人在压迫锁骨上时桡动脉搏动消失。但是如果压迫点距锁骨上缘2~3cm，桡动脉搏动亦消失，则说明锁骨上动脉抬高明显，较有诊断价值（图1-29）。

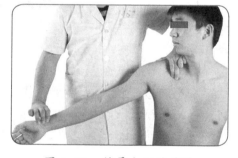

图1-29　锁骨上压迫试验

3. 腰背部检查

（1）拾物试验

正常时，应直立弯腰伸手拾起。患者如先以一手扶膝、蹲下、腰部挺直地用手接近物品，则拾物试验阳性。当脊柱有病变，腰不能前屈时，则屈髋、屈膝，腰部板直，一手扶住膝部下蹲，用另一手拾起该物。多见于腰椎病变如椎间盘脱出、腰肌外伤及炎症，也可用于判断小儿脊柱前屈功能有无障碍。当小儿不配合检查时，常用此方法检查。置一物于地面，嘱患儿拾起，注意观察患儿的取物动作和姿势（图1-30、图1-31）。

（2）股神经牵拉试验

嘱患者俯卧，髋、膝关节完全伸直。医者将患者一侧下肢抬起，使髋关节过伸。大腿前方出现放射性疼痛为阳性。多见于高位（$L_{2\sim3}$或$L_{3\sim4}$）腰椎间突出症患者（图1-32）。

（3）直腿抬高试验及加强试验

嘱患者仰卧，医者一手握患者足部，另一手保持膝关节在伸直位，将两下肢分别做直腿抬高动作。正常时，两下肢同样能抬高80°~90°，除腘窝部有紧张感外，并无疼痛或其他不适。若一侧下肢或双下肢抬高幅度降低，抬高不足70°且伴下肢后侧放射性疼痛则为直腿抬高试验阳性。常见于腰椎间盘突出症，也可见于单纯性坐骨神经痛、腰骶神经根炎。当直腿抬高到最大限度的角度时将足踝背伸，如引起患肢放射性疼痛加剧者，即为加强试验阳性。借此可以区别由于髂胫束、腘绳肌或膝关节后关节囊紧张所造成的直腿抬高受限。因为背伸踝关节只加剧坐骨神经及小腿腓肠肌的紧张，对小腿以上的肌膜无影响（图1-33、图1-34）。

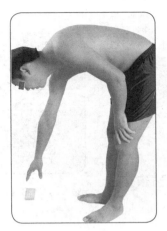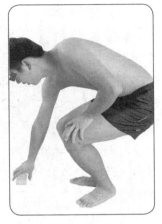

图1-30　拾物试验（正常）　图1-31　拾物试验（异常）

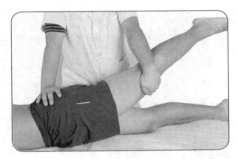

图1-32　股神经牵拉试验

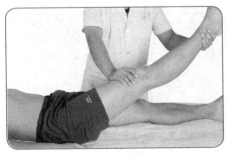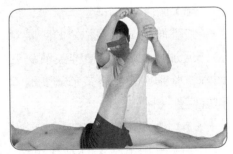

图1-33　直腿抬高试验　　　图1-34　直腿抬高加强试验

（4）屈膝试验

嘱患者俯卧，两下肢伸直。医者一手按住其骶髂部，另一手握患侧踝部，并将小腿抬起使膝关节逐渐屈曲，使足跟接近臀部。若出现腰部和大腿前侧放射性疼痛，即为阳性，提示股神经损害，并可根据疼痛的起始位置以判断其受损的部位（图1-35）。

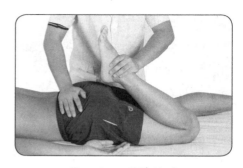

图1-35　屈膝试验

（5）屈颈试验

嘱患者取仰卧、端坐或直立位，医者一手置于其胸前，一手置于其枕后，缓慢用力上抬其头部，使其颈向前屈。若患者出现下肢放射性疼痛，则为阳性。多见于腰椎间盘脱出症的"根肩型"（图1-36、图1-37）。

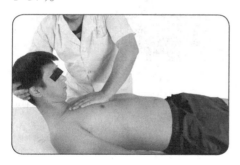

图1-36　仰卧位屈颈试验

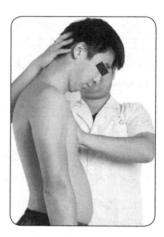

图1-37　站立位屈颈试验

（6）俯卧伸腰试验

俯卧伸腰试验又称"俯卧腰脊柱伸展加压试验"。腰椎关节病变时本试验阳性，骶髂关节病变时本试验阴性（图1-38）。

（7）腰部扭转试验

腰部扭转试验又称斜扳试验。嘱患者右侧卧位，右腿伸展，左腿

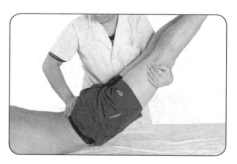

图1-38　俯卧伸腰试验

屈曲，医者右手扶住患者右肩部并向后推，左手扶在患者右髂嵴或右股部，并向前轻按，腰椎即扭转，病变处出现疼痛，再嘱患者卧于左侧，做相同的检查，观察腰痛部位（图1-39）。

（8）背伸试验

嘱患者俯卧，双下肢伸直，两手交叉于颈后，医者用手固定患者双腿，嘱其抬起上身。患者活动过程中，医者再用一手对患者背部适当加压，使其抗阻力背伸。活动过程中，出现腰背疼痛者为阳性，提示患者有肌肉和椎间关节疾病（图1-40）。

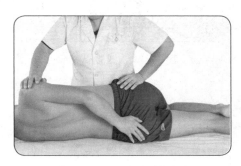

图1-39　腰部扭转试验

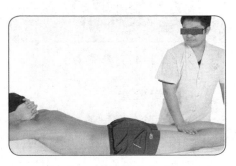

图1-40　背伸实验

（9）Goldthwait试验

嘱患者仰卧，双下肢伸直，医者左手触诊腰椎棘突，右手做直腿抬高试验。在直腿抬高过程中，若腰椎未发生运动而患者已感觉腰骶部疼痛，提示有骶髂关节损伤或骶髂关节韧带损伤。若患者疼痛发生于腰椎运动之后，提示病变位于腰骶关节或骶髂关节，但前者可能性要大一些。左右两侧试验比较：若双侧下肢抬高到同样高度，引起同样的疼痛，提示腰骶关节病变可能更大，因双侧骶髂关节病变，同等严重程度者鲜见（图1-41）。

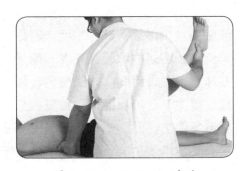

图1-41　Goldthwait试验

（10）跟臀试验

嘱患者俯卧，两下肢伸直，医者握住患者足踝部后，屈曲其膝关节，使足跟接触到臀部。若患有腰椎或腰骶关节疾患，则引起腰痛（图1-42）。

（11）挺腹试验

嘱患者平卧，双手交叉搭肩，腹部用力向上抬，若上抬疼痛，说明患者患腰椎疾病（图1-43）。

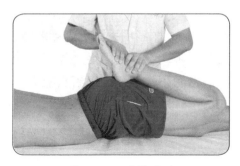

图 1-42　跟臀试验

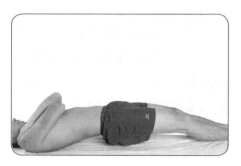

图 1-43　挺腹试验

4. 盆骨检查

（1）屈膝屈髋试验

嘱患者仰卧，双腿靠拢，嘱其尽量屈曲髋、膝关节，医者也可两手推膝使髋、膝关节尽量屈曲，使臀部离开床面，腰部被动前屈，若腰骶部发生疼痛，即为阳性。若行单侧髋、膝屈曲试验，患者一侧下肢伸直，医者用同样方法使另一侧髋、膝关节尽量屈曲，则腰骶关节

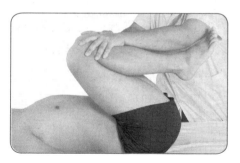

图 1-44　屈膝屈髋试验

和骶髂关节可随之运动，若有疼痛即为阳性。表示有闪筋扭腰、劳损，或者有腰椎椎间关节、腰骶关节或者骶髂关节等病变。但腰椎间盘突出症患者该试验阴性（图1-44）。

（2）骨盆挤压试验

嘱患者取卧位，医者两手分别放于患者髂骨翼两侧，两手同时向中线挤压，如有骨折则会发生疼痛，称骨盆挤压试验阳性。或嘱患者采取侧卧位，医者双手放于患者上侧髂骨部，向下按压，后法多用于检查骶髂关节病变。常用于诊断骨盆骨折和骶髂关节病变（图1-45）。

（3）骨盆分离试验

嘱患者仰卧，医者两手分别置于两侧髂前上棘部，两手同时向外推按髂骨翼，使之向两侧分开，如有骨盆骨折或骶髂关节病变，则局部发生疼痛反应，称为骨盆分离试验阳性。多用于检查骨盆骨折及骶髂关节病变（图1-46）。

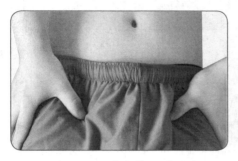

图1-45　骨盆挤压试验

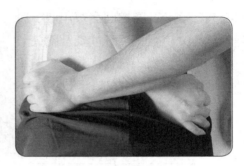

图1-46　骨盆分离试验

（4）床边实验

嘱患者仰卧，屈健侧髋、膝关节，患侧大腿垂于床沿外。医者一手按健膝，一手压患膝，出现骶髂关节疼痛为阳性。说明骶髂关节有病变（图1-47）。

（5）斜扳试验

嘱患者仰卧，健侧腿伸直，患侧腿屈髋，屈膝各90°，医者一手扶住膝部，另一手按住同侧肩部，然后用力使大腿内收，向下按在膝部，如骶髂关节发生疼痛为阳性。常用于诊断骶髂关节病变（图1-48）。

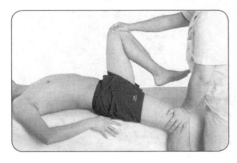

图1-47　床边试验

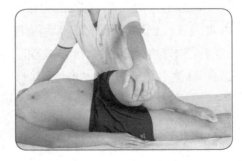

图1-48　斜扳试验

（6）"4"字实验

嘱患者仰卧，一侧下肢伸直，另一侧下肢以"4"字形状放在伸直下肢近膝关节处。医者一手按住患者膝关节，另一手按压患者对侧髂嵴上，两手同时下压。下压时，患者骶髂关节出现疼痛，或者屈侧膝关节不能触及床面为阳性。常见于骶髂关节病变、腰椎间盘突出症、股骨头坏死、强直性脊柱炎及膝关节疾病等。当然，骨髓炎、股骨结核等其他疾病也会引起阳性反应（图1-49）。

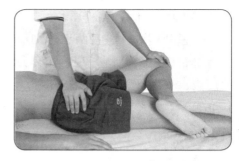

图1-49 "4"字试验

（7）髋过伸试验

髋过伸试验又称腰大肌挛缩试验。嘱患者俯卧，屈膝90°。医者握住患者踝部，提起下肢，使髋过伸。若伸髋时患者骨盆随之抬起，为试验阳性，说明髋关节后伸受限。临床见于中期髋关节结核和腰大肌脓肿。检查时医者也可用手掌按压在患者无痛侧的骶髂关节上以固定骨盆，手指在关节上触摸。若髋过伸时患者骶髂关节出现疼痛，提示骶髂关节病变（图1-50）。

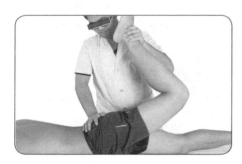

图1-50 髋过伸试验

（8）梨状肌紧张试验

嘱患者仰卧，患肢伸直，使其内收内旋，出现坐骨神经痛后再迅速将患肢外展外旋，疼痛缓解者为试验阳性。检查时也可让患者俯卧，患侧膝关节屈曲。医者一手固定患者骨盆，另一手握住患肢小腿远侧，推动小腿做髋关节内旋及外旋运动，若出现坐骨神经痛为试验阳性，提示梨状肌张力升高（图1-51）。

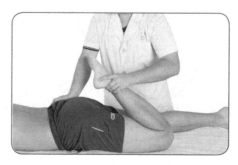

图1-51 梨状肌紧张试验

三、神经系统检查

1. 感觉检查

感觉检查分为浅感觉检查和深感觉检查。一定区域感觉消失、减退或过敏均表示一定节段的脊髓或神经根受压。

（1）触觉

令患者闭目，医者用棉签或软毛笔轻触其皮肤。动作要轻，刺激不应过频。询问患者有无轻痒的感觉。

（2）痛觉

令患者闭目，分别用大头针的尖端和钝端以同等的力量随机轻刺患者的皮肤。要求患者立即说出具体的感受（疼痛、疼痛减退或消失、感觉过敏）及部位。

（3）温度觉

用盛有热水（40~45℃）及冷水（5~10℃）的试管，在患者闭目的情况下冷热交替接触其皮肤，让患者回答"冷"或"热"。选用的试管直径要小，管底面积与皮肤接触面不要过大，接触时间以 2~3 秒为宜。检查时应注意两侧对称部位的比较。

（4）检查位置觉

判断深感觉障碍情况，令患者闭目，医者移动其肢体并停止在某个位置。让患者说出肢体所处的位置，或另一侧肢体模仿出相同的位置。检查应从感觉缺失区或减退区开始，逐渐移向过敏区或正常区，反复核查。

2. 肌力检查

肌力指肌肉主动运动时的力量、幅度和速度。检查时令患者做肢体伸缩动作，医者从相反方向给予阻力，测试患者对阻力的克服力量，并注意两侧比较。根据肌力的情况，一般均将肌力分为以下 0~5 级，共 6 个级别：0 级（完全瘫痪，测不到肌肉收缩）；1 级（仅测到肌肉收缩，但不能产生动作）；2 级（肢体能在床上平行移动，但不能抵抗自身重力，即不能抬离床面）；3 级（肢体可以克服地心吸收力，能抬离床面，但不能抵抗阻力）；4 级（肢体能做对抗外界阻力的运动，但不完全）；5 级（肌力正常）。

3. 反射检查

（1）浅反射

浅反射是刺激皮肤、黏膜引起的肌肉快速收缩反应。包括角膜反射、咽反射、腹壁反射、提睾反射、跖反射、肛门反射等。多数浅反射实质是伤害性刺激或触觉刺激作用引起的屈曲反射。

腹壁反射：嘱患者仰卧，两下肢稍屈，腹壁放松，然后用火柴杆或钝头竹签按上、中、下三个部位轻划腹壁皮肤。受刺激的部位可见腹壁肌收缩。上部腹壁反射消失病损定位于 $T_{7~8}$；中部腹壁反射消失病损定位于 $T_{8~10}$；下部腹壁反射消失病损定位于 $T_{11~12}$。

提睾反射：用火柴杆或钝头竹签由下向上轻划股内侧上方皮肤，可引起同侧提睾肌收缩，睾丸上提。双侧反射消失见于 $C_{1~2}$ 病损。一侧反射减弱或消失见于锥体束损害、老年人及局部病变。

（2）深反射

深反射，又称腱反射，是指快速牵拉肌腱时发生的不自主的肌肉收缩，是肌牵张反射的一种（另一种为肌紧张）。

肱二头肌反射：医者以左手托扶患者屈曲的肘部，并将拇指置于肱二头肌肌腱上，然后以叩诊锤叩击拇指，正常反应为肱二头肌收缩、前臂快速屈曲。反射中枢在 $C_{5~6}$。

肱三头肌反射：医者以左手托扶患者的肘部，嘱患者肘部屈曲，然后以叩诊锤直接叩击患者鹰嘴突上方的肱三头肌肌腱，反应为三头肌收缩，前臂稍伸展。反射中枢在 $C_{6~7}$。

桡骨骨膜反射：患者左手轻托患者腕部，并使腕关节自然下垂，然后以叩诊锤轻叩患者桡骨茎突，正常反应为前臂旋前，屈肘。反射中枢在 $C_{5~8}$。

膝反射：坐位检查时，患者小腿完全松弛，自然悬垂。卧位检查时，医者用左手在腘窝处托起患者两下肢，使髋、膝关节稍屈，用右手持叩诊锤叩击患者髌骨下方的股四头肌肌腱。正常反应为小腿伸展。反射中枢在 $L_{2~4}$。

跟腱反射：嘱患者仰卧，髋、膝关节屈曲，下肢外旋外展位，医者用左手托患者足掌，使足呈过伸位，然后以叩诊锤叩击患者跟腱。反应为腓肠肌收缩、足向跖面屈曲。反射中枢在 $S_{1\sim2}$。

（3）脑膜刺激征

颈项强直： 嘱患者取仰卧位，以手托扶其枕部做被动屈颈动作，以测试颈肌抵抗力。颈强直表现被动屈颈时抵抗力增加，除颅脑疾病之外，也可见于颈椎病、颈椎结核、颈椎关节炎、颈椎脱位、骨折。

Lasegue 征： 嘱患者取卧位，两下肢伸直，医者左手置于患者膝关节上，使患者下肢保持伸直，另一手将患者下肢抬起，正常可抬高 70°，若抬高小于 70° 为阳性，为神经根受刺激的表现。常见于坐骨神经痛。

四、辅助检查

辅助检查常包括影像学检查（X 线检查、CT 检查、MRI 检查等）、实验室检查、肌电图检查等。临床常结合辅助检查准确诊断脊柱疾病。

第六节　整脊手法要求

1. 明确诊断

整脊手法同其他疗法一样，在整脊之前需要明确诊断。通过病史采集、体格检查、脊柱相关特殊检查、神经系统检查、辅助检查等明确做出诊断，明确疾病性质。

2. 施治方案

最重要的是手法的选择。整脊手法的选择是根据疾病诊断结果，结合患者身体状况，灵活选择施术手法、施术部位等。手法要有针对性，且不宜过多，以患者耐受为度，达到治疗效果。遵循"急则治其标，缓则治其本"的原则，恰当选择治疗时机。如急性关节错位、小关节紊乱早期应用手法进行复位；若急性期水肿、胀痛等，须待炎性渗出减少或停止时再施以手法。根据疾病新久、疾病性质合理确定治疗疗程。有些疾病不必反复复位，不可滥用手法延长治疗时间，否则反而会造成损伤。

3. 手法操作

（1）体位选择

体位是指治疗疾病时，医者和患者所采用的姿势和位置。在整脊过程中，一要患者保持合理的体位，二要注意医者自身的位置。体位选择原则是患者无不适感觉，医者方便操作，便于施力。

（2）手法强度

整脊时力度应循序渐进，手法轻巧，不可使用蛮力。先松解局部软组织，理顺经筋，再施整复手法，最后再次放松。根据患者年龄、体质，辨证施力；根据不同手法形式，施力有别。

（3）定位准确

对病变的解剖部位、移位方向要正确判断和准确定位。用力需做到定点、定向和定量准确。如在使用手法时，需明确脊柱的生理弯曲度、生理活动度，施术手法一定在生理范围内，若超出极限易造成损伤和事故。

（4）精力要集中

在手法操作过程中，医者要全神贯注，做到手随意动，法从手出，同时还要密切注意患者对手法的反应（如手法力量的轻重、面部的表情变化、肌肉的紧张度以及对被动运动的抵抗程度等），以随时调整手法刺激量和方法。

（5）手法技术要求

首先，手法要平稳自然、避免生硬粗暴、保证安全。即应遵循关节解剖结构，尽量使整脊部位处于放松状态，手法应当在关节活动限度内，避免生拉硬拽。如颈部扳法应该在患者放松状态下带动其颈部转至有阻力即最大限度时再发力，而不是直接发力扭转以图一步到位。

其次，手法整复时要求患者处于放松的状态，特别是要复位部位的相关韧带和肌肉，以免由于紧张产生对抗力，抵抗医者的推力。若筋肉紧张痉挛，可能拉伤肌肉软组织。患者越紧张，关节就越是绷紧，越难复位，影响医者运用连续手法。紧张可在复位过程中产生疼痛，造成患者痛苦心理，更潜意识地把肌肉绷紧。因此手法操作时配合患者呼吸，让患者深呼吸在呼气即将结束时整复，或医者采用咳嗽、跺脚、假动作来分散患者的注意力，或在复位前先充分按摩来放松肌肉。

最后，手法要有针对性，定位要准确，仔细检查，以明确诊断。如施行拔伸类手法时，通过变换拔伸力的方向和作用点，可以使应力更好地集中于所要整复的关节部位；而在施行脊柱旋转扳法时，则可以通过改变脊柱屈伸和旋转的角度以及手指的支点位置，使应力集中于需要整复的关节部位。

因势利导、依靠巧劲，是对整复类手法施力方面的要求，要尽可能地借患者自身之力完成手法操作，只有这样，才能符合"巧"的技术要求。正如《医宗金鉴·正骨心法要旨》所说："一旦临证，机触于外，巧生于内，手随心转，法从手出。"是对整复类手法发力方面的要求，强调发力时要疾发疾收。医者无论采用哪一个部位发力，一般都是运用自身肌肉的等长收缩方式进行，即所谓的"寸劲"，极少有形体和关节大幅度的运动。

（6）治疗要有序

整脊手法操作应依病情制定顺序，一般可以从骨盆 - 腰骶枢纽 - 胸腰枢纽 - 颈胸枢纽，自下而上，循序渐进，并依具体情况，适当调整。局部治疗，则按手法的主次进行。手法强度由轻逐渐加重；关节活动幅度由小逐渐加大；操作速度，由慢逐渐加快。对身体虚弱、气血亏损者，手法刺激不宜过强。

（7）手法的变换与衔接要自然

一个完整的手法操作过程往往由数种手法组合而成，操作时需要经常变换手法的种类。它要求医者的步法要根据手法的需要而变化，使手法变换自然、连续而不间断，如同行云流水，一气呵成。要做到这一点，一方面要求医者对手法的掌握和运用十分熟练，另一方面，要充分集中注意力，做到意到手，意先于手。

（8）时间要灵活

操作时间要根据患者的病情、体质、所应用的手法来确定，一般以10~20分钟为宜。

第七节　整脊疗法的注意事项与应急处理

一、注意事项

1. 医者注意事项

（1）首先牢记禁忌证和注意事项，抱着对患者高度负责的心态从事医疗实践；要及时督促绝对禁忌证的患者转诊，切不可延误治疗时机；严格遵守诊疗规范，全面考虑患者情况，做出正确诊断后方可实施治疗方案。

（2）医者在治疗过程中，要时刻注意观察患者的反应，随时与患者沟通，详细告知患者注意事项，以利于及时调整，防止意外。

（3）手法必须准确，用力柔和，切忌粗暴，且不能滥用手法。尽量避免使用风险大的手法施术。对于每一次手法操作都要有所依据。不盲目追求矫正过程中的"咔嗒"弹响声，弹响声的有无、大小以及音质与矫正的成功与否无必然联系。

（4）医者保持卫生清洁，指甲不宜过长过尖，除去装饰品。

2. 患者注意事项

（1）患者需如实向医者提供完整真实的疾病信息（如症状、既往病史），提供相关影像诊断资料，不隐瞒疾病信息，不提供虚假信息。

（2）接受治疗前，需提前做好准备，穿宽松衣物，避免空腹、饱腹。治疗中与医者主动互动，若有不适及时告知医者，不可盲目忍受。治疗后适当休息，应避免立即重负荷工作或剧烈活动。治疗需有耐心，不可抱有一蹴而就的心理。

（3）平日注意适当锻炼，增强体质。

二、应急处理

整脊疗法作为一种自然疗法，没有药物的副作用，更是一种无创伤疗法，然而，它毕竟是一种外力作用于人体，如果操作错误，或患者体位不当或精神过于紧张，可能会出现一些异常情况，轻者影响疗效，重者可能会对人体造成严重损害。这些在临床中产生的异常情况，称之为整脊意外。整脊意外发生的原因有：①诊断不明或误诊；②对疾病的机制和手法的作用原理缺乏认识；③手法操作不当或选用不当；④未注意整脊治疗的适应证和禁忌证。整脊意外常包括软组织损伤，骨、关节损伤，神经系统损伤，疲劳、疼痛，甚至休克等。

整脊医学已被公认为是安全性高、疗效显著的医学体系。这来自于该医学体系完整的科学性以及对专业医师严谨的教育培训。但由于患者个体的差异，加之一些复杂病症的不可预测性，有时偶发事件也在所难免。为避免发生整脊意外，首先要明确诊断，严格明确禁忌证，禁忌证者切不可尝试整脊手法。其次，施术过程中，要密切观察患者，若有不适应立即停止施术；若有心慌头晕，可能与患者紧张、低血压、空腹、疲劳等有关，要立即停止施术，让患者平躺休息，给予温开水或糖水；若患者感胸闷不适，可能与医者施术时患者呼吸没有配合好有关，可休息片刻后，由医者引导患者呼吸配合施术。最后，若施术过重，造成骨折，需立即送骨外科治疗。

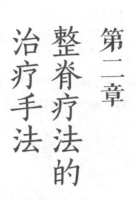

第二章
整脊疗法的
治疗手法

第一节　松解理筋类手法

一、揉法

【手法作用】

舒筋活血，解痉止痛，松解粘连，滑利关节等。颈项部、肩背部、腰臀部及四肢等都可使用。

【操作手法】

侧揉法： 是用手背小指侧着力于治疗部位，肘关节微屈，靠前臂的旋转及腕关节的屈伸，产生的力持续地作用于治疗部位上（图2-1、图2-2）。

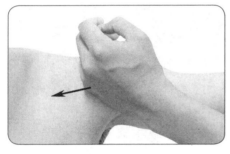
图 2-1　侧揉法 1

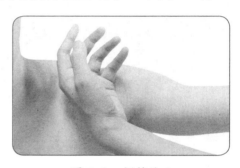
图 2-2　侧揉法 2

立揉法： 是用小指、无名指、中指背侧及其掌指关节着力于治疗部位，肘关节伸直，靠前臂的旋转及腕关节的屈伸，产生的力持续地作用于治疗部位上（图2-3、图2-4）。

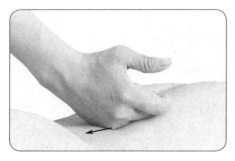
图 2-3　立揉法 1

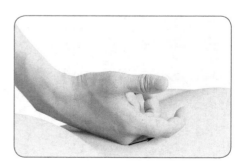
图 2-4　立揉法 2

【手法技巧】

侧㨰法要求肘关节微屈，立㨰法要求肘关节伸直。着力部位吸附于治疗部位，避免往返拖动。前臂的旋转及腕关节的屈伸要协调一致。

【注意事项】

手指均需放松，任其自然，不要有意分开，也不要有意握紧。往返持续用力。

二、揉法

【手法作用】

舒筋活血，解痉止痛。颈项部、肩背部、腰臀部及四肢等都可使用。

【操作手法】

在肩、肘、前臂与腕关节的协同下，做小幅度的环旋转动，并带动施术处的皮肤一起旋转回环，使之与内层的组织之间产生轻柔缓和的内摩擦。分别可以指端、掌面、掌根、鱼际、前臂、肘尖着力于治疗部位（图 2-5、图 2-6 ）。

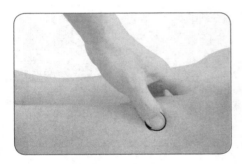 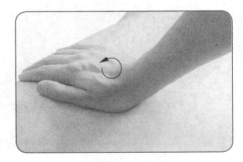

图 2-5　指揉法　　　　　　　图 2-6　掌揉法

【手法技巧】

着力部位要吸定，带动深层组织，不能在皮肤表面摩擦或滑动；压力均匀，动作协调且有节律。

【注意事项】

揉动幅度适中，不可过大或过小。

三、擦法

【手法作用】

解痉止痛，温经散寒，活血逐瘀。常用于腰背部，治疗软组织扭挫伤或局部压痛明显等。

【操作手法】

腕关节伸直，前臂和手掌呈直线，用全掌或大、小鱼际紧贴皮肤，稍用力下压并做上下或左右直线往返摩擦，使之产生一定的热量（图 2-7~ 图 2-12）。

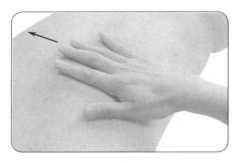

图 2-7　掌擦法 1

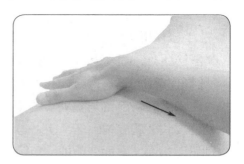

图 2-8　掌擦法 2

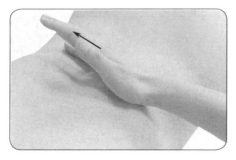

图 2-9　侧擦法 1

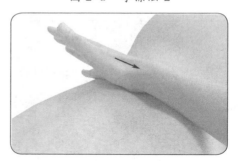

图 2-10　侧擦法 2

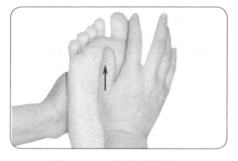

图 2-11　大鱼际擦法 1

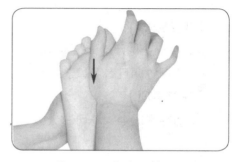

图 2-12　大鱼际擦法 2

操作时裸露皮肤，擦法是在体表直接摩擦，为保护皮肤，防止擦破，所以在施术前治疗部位要涂抹少量油类润滑剂。

【注意事项】

擦法在临床上常作为最后的使用手法，一般在擦法之后就不再在该部使用其他手法，以免皮肤破损。

四、推法

【手法作用】

行气止痛，温经活络，调和气血。指推法适用于较小部位；掌推法适用于面积较大的部位，如腰背部、大腿部等；肘推法刺激最强，适用于腰背脊柱两侧华佗夹脊及两下肢大腿后侧。

【操作手法】

用指、掌、拳面等部位紧贴治疗部位，运用适当的压力进行单方向的直线移动。常分为指推法、掌推法、肘推法（图2-13、图2-14）。

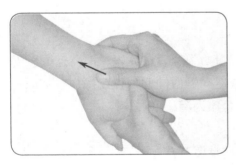

图 2-13　指推法

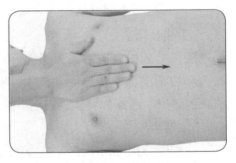

图 2-14　掌推法

【手法技巧】

着力部位要紧贴皮肤，压力适中，尽量轻而不浮，重而不滞。可沿经络走行方向推动。

【注意事项】

速度要均匀。操作掌推法时要手指在前，掌根在后。

五、摩法

【手法作用】

理气和中，活血止痛，散瘀消积。可用于背部经穴。适用于脊源性疾病。

【操作手法】

即用手掌面或手指指面贴附于治疗部位。以腕关节连同前臂做轻缓而有节律的盘旋摩擦。用手掌进行者称摩擦法；用手指进行者称指摩法（图2-15、图2-16）。

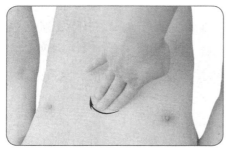

图 2-15　指摩法

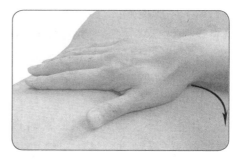

图 2-16　掌摩法

【手法技巧】

腕关节放松，指掌关节自然伸直，着力部位紧贴体表；前臂连同腕部做缓和协调的环旋抚摩活动；顺时针或逆时针方向均匀往返操作。临床一般顺时针摩、缓摩为补法，逆时针摩、急摩为泻法。

【注意事项】

动作协调和缓，手法不宜过重，速度宜缓不宜急。

六、拿法

【手法作用】

舒筋通络，镇静止痛。主要用于颈项部、肩背部及四肢部。

【操作手法】

拇指和其余四指对合呈钳形，施以夹力，以掌指关节的屈伸运动所产生的力捏拿治疗部位（图 2-17）。

【手法技巧】

前臂放松，手掌空虚，捏拿方向与肌腹垂直，指间关节不动，动作连贯，不能断断续续。

【注意事项】

用力由轻到重，再由重到轻，不可突然用力。

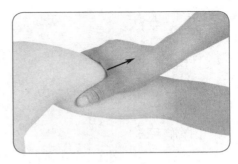

图 2-17　拿法

七、捻法

【手法作用】

疏通关节，理筋通络。常用于四肢末端。

【操作手法】

指用拇指指腹与示指指腹相对着力，夹持捏于患者肢体治疗部位或穴位之上，反复进行旋转揉搓，或边搓边移动位置（图 2-18、图 2-19）。

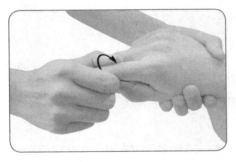

图 2-18　捻法 1

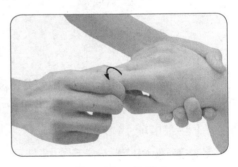

图 2-19　捻法 2

【手法技巧】

持续捻动，自上而下，循环连贯。

【注意事项】

不可摩擦皮肤。

八、点法

【手法作用】

开通闭塞，活血止痛。常用于穴位及压痛点。

【操作手法】

点法是运用手指、拳尖或肘尖着力，刺激患者肢体的某些穴位，使之产生酸、麻、胀、重等感觉，起到镇静解痉、消肿止痛作用的手法。包括指点法和肘点法（图2-20、图2-21）。另外，点法还常与按法、揉法、拨法等手法配合使用，组成复合性手法。

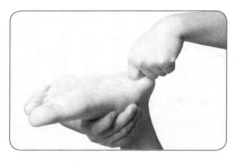 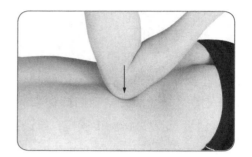

图 2-20　指点法　　　　　　　　图 2-21　肘点法

【手法技巧】

拇指点是用拇指端点压体表。屈指点有：①屈拇指，用拇指指间关节桡侧点压体表；②屈示指，用示指近侧指间关节点压体表。

【注意事项】

注意施术时手指应用力保持一定姿势，避免在点的过程中出现手指过伸或过屈，造成损伤。

九、按法

【手法作用】

解痉止痛，温经散寒。背部、臀部及股部常用此法，可舒解腰背部肌肉痉挛。

【操作手法】

用手指或手掌面着力于体表某一部位或穴位上，逐渐用力下压。常分为指按法和掌按法。指按法是用拇指指面或以指端按压体表，单手指力不足时，可用另一手拇指重叠辅以按压，适用于经穴；掌按法是用掌根或全掌着力按压体表，适用于范围较大区域。当单手指力不足时，可用另一手拇指重叠辅以按压。此法与压法结合则为按压法。若与揉法结合则为按揉法（图2-22、图2-23）。

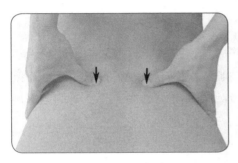

图2-22　指按法

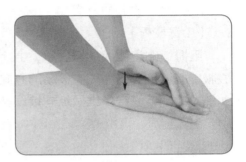

图2-23　掌按法

【手法技巧】

按压力的方向要垂直向下，用力要由轻到重，持续用力，使刺激感觉充分达到机体深部组织。

【注意事项】

切忌用迅猛的暴力。按法结束时，不宜突然放松，应逐渐递减按压的力量。

十、拨法

【手法作用】

剥离粘连，消散结聚，解痉镇痛，理筋整复。主要适用于颈、肩、背、腰、臀、四肢部肌肉、肌腱、筋膜等部位。多与其他手法配合治疗伤筋、软组织损伤的挛缩、粘连及顽固性疼痛等病症。

【操作手法】

医者用手指按于穴位或一定部位上，适当用力做与肌纤维垂直方向的来回拨动，其状如弹拨琴弦（图2-24、图2-25）。

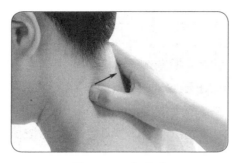
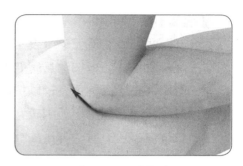

图 2-24　指拨法　　　　　　　图 2-25　肘拨法

【手法技巧】

用拇指的桡侧面或拇、示、中指的指端，深触于肌腹之中，使患者有酸胀感并以能忍受为度。拨动的方向与肌纤维的走行成垂直，即纵行纤维做横向拨动，横行纤维做纵向拨动。拨动频率可快可慢，速度要均匀，用力要由轻到重，再由重到轻，刚中有柔。

【注意事项】

力度和速度适中，切忌用迅猛的暴力。

十一、击法

【手法作用】

舒筋通络，缓解痉挛，消瘀止痛。常用于全身各部，以头顶、肩背、腰臀、四肢多用。适用于肌肉紧张、痉挛、伤筋关节疼痛、活动不利以及感觉麻木迟钝等病症。

【操作手法】

医者以腕发力，弹力拍击体表，由轻而重。频率由慢而快，或快慢交替。击打动作要协调、连续、灵活。医者根据不同的病情，采用不同击法进行操作，可分为拳击法、掌根击法、侧击法、合拳击法和指尖击法（图2-26、2-27）。

【手法技巧】

击打时用力要稳，含力蓄劲，收发灵活；打时着力短暂而迅速，要有反弹感，即一击到体表就迅速收回，不可有停顿和拖拉；击打的方向要与体表垂直；击打时肩、肘、腕放松，用力均匀，动作连续而有节奏感，击打部位有一定的顺序；击打的速度快慢适中，击打的力量应因人、因病、因部位而异。

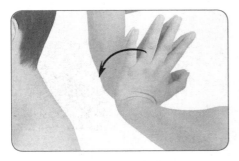

图 2-26　侧击法 1

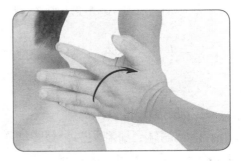

图 2-27　侧击法 2

【注意事项】

本手法刺激较强，在头部、心前区、两肾区操作时宜轻，避免造成损伤；击打时要避免使用暴力；掌握各种击法的适应部位和适应证；风湿性心脏病、脑栓塞、高血压病史的患者忌用本法。

第二节　整复类手法

一、颈部常用手法

（一）颈椎摇法

【手法作用】

滑利关节，舒筋通络，预防和解除粘连，改善关节运动功能等。对颈椎椎间关节及颈项软组织有整理、牵伸、舒展的作用。可用于颈椎病、落枕、颈部扭伤、颈项酸痛等病症。

【操作手法】

嘱患者取坐位，医者立于一侧，一手扶住患者头顶，另一手托其下颌，双手相对用力做同一方向的环形运动，使患者头颈得以环转摇动。

【手法技巧】

医者动作和缓，规律摇动。幅度由小到大，速度要缓慢。

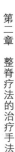

【注意事项】

要求患者睁开眼，询问患者是否有头晕。颈椎病（脊髓型、椎动脉型）患者、年老体弱者及高血压患者慎用或禁用。

（二）颈部扳法

1. 颈椎斜扳法

【手法作用】

舒展筋脉，滑利关节，松解粘连，帮助复位。可用于颈椎病、颈椎失稳、颈椎小关节紊乱、滑膜嵌顿、颈椎退行性病变、椎间盘萎缩、落枕、肌性斜颈、项韧带肥厚、颈肌紧张等病症。

【操作手法】

嘱患者取坐位，医者站于患者后侧方，令患者头稍向前屈，医者一手置于患者头侧后部，一手置于患者对侧下颌部，将患者头旋转至一侧最大角度后，双手同时用力扳动。如听到"喀"的一声，说明复位成功（图2-28）。

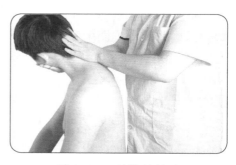

图 2-28　颈椎斜扳法

【手法技巧】

操作时头转至最大角度后不可再过分扭转，双手协调，用力轻巧。并嘱患者深呼吸配合呼吸操作。

【注意事项】

扳法如运用得当，常可收到立竿见影的效果。但此类手法动作要求严格，使用时必须谨慎，一定要在生理活动范围内进行。不可盲目追求弹响声。

2. 颈部旋转定位扳法

【手法作用】

舒展筋脉，滑利关节，松解粘连，帮助复位。可用于治疗落枕、颈椎间盘髓核突出症、颈椎失稳症、颈椎关节错位、颈椎小关节紊乱等病症。

【操作手法】

嘱患者取正坐位，医者站于患者侧后部，患者头略向前屈，将健侧之手置于头部（即头旋转方向对侧之手），用一手拇指抵住偏歪的棘突（向左偏歪用右手，向右偏歪用左手），一手扶住对侧的下颌部，将头旋转至最大限度（棘突左偏头左旋，右偏则右旋），顶棘突之手

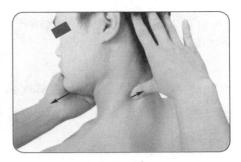

图 2-29　颈椎定位旋转扳法

拇指用力向对侧推按，双手同时用力推扳，如听到"喀"的一声，或有拇指下的棘突跳动感，说明复位成功（图 2-29）。

【手法技巧】

操作时头转至最大角度后不可再过分扭转，双手协调，用力轻巧。顶棘突之手拇指抵住偏歪的棘突，不要左右移动。

【注意事项】

使用时必须谨慎，一定要在生理活动的范围内进行。不可盲目追求弹响声。

3. 颈椎拔伸旋转复位法

【手法作用】

舒展筋脉，松解粘连，滑利关节，纠正解剖位置。可用于落枕、颈椎间盘髓核突出症、颈椎关节错位、颈椎小关节紊乱等病症。

【操作手法】

嘱患者取正坐位，医者站在患者身后。医者一手扶握枕后，另一手以手肘托起患者下颌，然后用力轻轻拔伸颈部，并环转摇晃颈椎5~6次，再在拔伸的基础上旋转颈椎，当感到有阻力时，在有控制的情况下突然加大旋转幅度，此时常可听到多个椎体的"咔嗒"声，左右各旋转1次（图 2-30）。

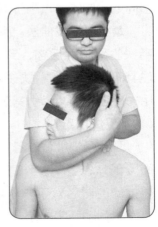

图 2-30　颈椎拔伸
旋转复位扳法

【手法技巧】

拔伸牵拉时缓慢用力，以患者能承受为度；环转摇晃时动作要和缓，动作幅度不可太大。

【注意事项】

此手法比较稳妥，因为拔伸时颈椎处于一种失稳状态，这时不易损伤脊髓，但不可用力过猛。注意询问患者有无头晕、恶心等，如有应停止操作。

（三）颈部拔伸法

1. 坐位颈椎拔伸法

【手法作用】

舒筋通络，解痉止疼，滑利关节。主要用于落枕、颈椎病、颈椎半脱位、颈椎小关节错缝、颈项部扭伤、项背肌筋膜炎等病症。

【操作手法】

一般分为颈椎掌托拔伸法和颈椎肘托拔伸法。

颈椎掌托拔伸法：嘱患者取正坐位，医者站在其身后，以双手拇指顶住枕骨后方或可置于风池穴上，用两前臂分别压在患者两肩。双手拇指的向上顶推力及双前臂下压两肩的力，使颈椎处于持续的慢慢向上拔伸的力量中（形成拔伸）（图2-31）。

颈椎肘托拔伸法：医者站在患者身后，一手扶住患者枕后部，另一侧上肢用肘弯部托住其下颌部，手掌扶住对侧头部，两手同时用力向上拔伸，牵引其颈椎。

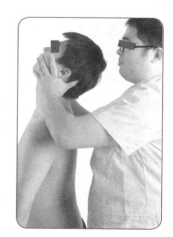

图2-31　颈椎掌托拔伸法

【手法技巧】

医者弓步紧贴患者，让患者不因害怕摔倒而紧张；患者下肢伸直，防止站立起来。掌托拔伸时医者双手掌不能夹按两侧颈部，以免压迫颈动脉窦，引起患者头晕等不良反应；肘托拔伸时医者肘部不能挤按颈前部，以免压迫气管引起呼吸不畅。拔伸时都应使患者头部保持中立位或稍前屈位，还可以配合颈部缓慢的摇法。

【注意事项】

动作要稳而缓和，均匀而持续。开始拔伸时用力要由小到大逐渐增加，施力循序渐进，切忌用迅猛的暴力。

2. 仰卧位颈部拔伸法

【手法作用】

解痉止疼，滑利关节。多用于颈椎病及寰枢椎半脱位。

【操作手法】

嘱患者取仰卧位，双肩紧靠床边，使头颈部悬于床外，医者面向患者头侧而坐，一手置于患者下颌部，一手置于患者枕后，徐徐拔伸患者颈椎（图2–32）。

【手法技巧】

医者徐徐用力，不可分散注意力。拔伸时都应使患者头部保持中立位或稍前屈位。

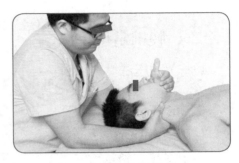

图 2–32　仰卧位拔伸法

【注意事项】

动作要稳而缓和，均匀而持续。开始拔伸时用力要由小到大逐渐增加，施力循序渐进，切忌用迅猛的暴力。

3. 拔伸上肢

【手法作用】

舒筋通络，滑利关节。多用于椎动脉型颈椎病、神经根型颈椎病等病症。

【操作手法】

嘱患者取端坐位，肩臂放松，医者站于患者一侧，微屈膝成半弯腰状，用双手对称地握住患者的手腕部或尺桡关节远端，将上肢外展至70°~80°；助手从腋下抱住患者。两者向相反方向用力（图2–33）。

【手法技巧】

徐徐拔伸，不可用力过猛，医者和助手都可借助自身身体重力向相反

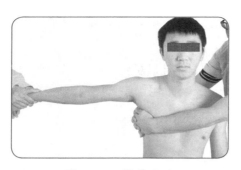

图 2-33　拔伸上肢

方向用力。

【注意事项】

患者有不明原因的发热、咳嗽、胸闷、消瘦等症状时，则要暂缓施行。如果已经确诊为结核、肿瘤、化脓性感染等，则不宜施行。如果有较严重的心、肝、肾、肺等疾病或女性孕期、月经期则应慎行。

二、胸椎常用手法

（一）冲压法

1. 俯卧下压冲击法

【手法作用】

滑利关节，整复错位。适用于颈胸椎交界处前后滑脱式和左右旋转式错位，也常用于胸椎错位。

【操作手法】

嘱患者取俯卧位，双手自然分放于床两侧，头面转向右侧（若错位椎体棘突偏左时，头面俯卧向左侧）。医者立于床头，左掌根部按于患椎上下椎，令患者呼吸。当其呼气约 1/2 时，双手同时用一冲击压力下按，由于患者头姿及医者左右手作用力有旋转推压作用，故能使后突且旋转错位的关节复位（图 2-34）。

【手法技巧】

配合患者呼吸，用力和缓。

【注意事项】

力量不宜过大，不可粗暴。

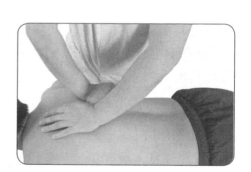

图 2-34　俯卧下压冲压法

2. 仰卧抱胸冲压法

【手法作用】

滑利关节，整复错位。适用于胸椎小关节紊乱及错位等病症。

【操作手法】

嘱患者取仰卧位，医者立于患者右侧，令患者双手交叉用力紧抱对侧肩部；医者双手紧贴于患者两交叉的手臂上，并以身体的重量向下，可听到右手上方胸椎关节复位的弹响声（图2-35）。

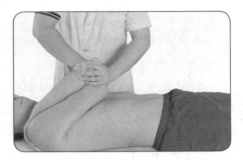

图2-35　仰卧抱胸冲压法

【手法技巧】

医者利用身体力量用力推压，发力集中，不可盲目冲压。

【注意事项】

力量不宜过大，不可粗暴。不可盲目追求弹响声。

（二）胸椎扳法

1. 胸椎对抗复位扳法

【手法作用】

舒展筋脉，滑利关节，松解粘连，帮助复位。常用于胸椎小关节错位、胸椎侧弯、劳损性胸椎侧凸症等病症。

【操作手法】

嘱患者取坐位，双手交叉相扣抱头。医者站立于患者身后，双手从患者腋下穿过，反手握住患者手腕部，用膝盖顶住患者胸椎向后突起的患椎棘突，在其胸椎与医者膝盖之间垫一块毛巾。令患者后仰，医者双手和膝盖先轻轻反方向晃动几次，使力传到要扳的关节处。医者双手向后扳患者的双肩，膝盖向前顶患椎，可听到一声或几声"咔嗒"响（图2-36）。

【手法技巧】

在患者放松的状态下，令患者深吸气，在患者慢慢呼气时，进行双手和膝盖相反方向扳动。

【注意事项】

不可逾越关节活动的生理范围，力量不宜过大，不可粗暴。不可盲目追求弹响声。诊断不明的脊柱外伤或带有脊髓损伤症状的患者禁用此法。

2. 扩胸牵引扳法

【手法作用】

舒展筋脉，滑利关节，松解粘连，帮助复位。常用于治疗因胸椎小关节错缝而引起的背部板滞、酸痛及运动受限等病症。

【操作手法】

嘱患者取坐位，双手十指交叉扣住抱于枕后部，医者站于其后方，以一侧膝关节抵住其背部病变患椎处，双手分别握住两上臂部。先嘱患者做前俯后仰运动，并配合深呼吸。前俯时呼气，后仰时吸气。如此反复活动数次后，待患者身体后仰至最大限度时，医者随即将其两肘部向后方突然拉动，膝部向前抵，常可听到"咔嗒"响声（图 2-37）。

【手法技巧】

配合患者呼吸，让患者放松。

【注意事项】

须产生抵抗力时瞬时扳动，不要盲目追求声响而用力过猛，否则可能会导致患者重复损伤。

3. 上胸椎后伸扳法

【手法作用】

本法对胸椎后凸畸形有整复作用。常用于治疗青年驼背、青少年姿势不良性胸椎后凸等病症。

【操作手法】

嘱患者取坐位，两上肢上举180°，两手掌交叉重叠，医者站在其侧后

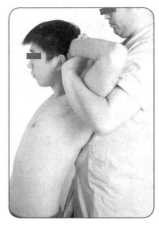

图 2-36　胸椎对抗复位扳法

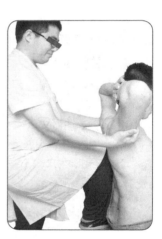

图 2-37　扩胸牵引扳法

方，一手拇指面顶在上胸段正位胸椎的棘突上，一手在前用前臂抱按住患者两上臂下端近肘关节处。然后让患者挺胸至有阻力时，医者抱按患者上肢之手向后扳动其双上肢。同时，另一手抵按棘突之拇指向前快速推按患者棘突，使后突的胸椎向前复位（图 2-38）。

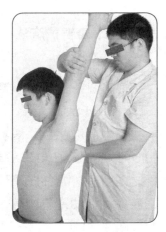

图 2-38　上胸椎后伸扳法

【手法技巧】

抵按胸椎的拇指定位要准确。在快速扳动时，拇指要用较大的力量向前抵按住着力部位，固定患者上身不向后倾，以保证扳动的力点在患部。

【注意事项】

不要盲目追求声响而用力过猛，否则可能会导致患者重复损伤。

4. 胸椎旋转定位扳法

【手法作用】

本法主要用于下段胸椎及胸腰椎结合部脊柱后凸畸形的整复，临床常用于治疗青少年姿势不良性脊柱畸形等病症。

【操作手法】

嘱患者取俯卧位，医者站于其一侧，一手手掌抵按在下段胸椎棘突处，一手手掌穿过腋下握于患者颈项部，两手协同做轻微俯仰动作，同时瞬间快速发力，使其后伸幅度扩大 5°~10°（图 2-39）。

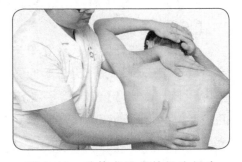

图 2-39　胸椎定位旋转扳法扳法

【手法技巧】

本法适用于下段胸椎，故按压胸椎棘突的位置要准确。按压棘突部的手掌要用力固定其位置，以免将整个上身向后托起。

【注意事项】

力量不宜过大，不可粗暴，不可盲目追求弹响声。

（三）牵臂扩胸法

【手法作用】

理筋调息。用于治疗岔气或胸胁部挫伤。

【操作手法】

嘱患者取坐位，医者一手握住患侧肘部，另一手五指分开与患者十指交握，握住手背部，两手密切配合，同时用力向上方直线牵拉上肢，使胸肋部肌肉有牵拉感，反复操作2~3次（图2-40）。

【手法技巧】

徐徐用力，直线牵引手臂。

【注意事项】

操作在生理范围内，不可用力过猛。气胸、骨折等患者禁用。

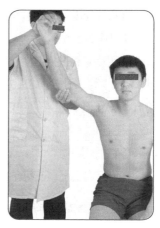

图 2-40　牵臂扩胸法

（四）摇臂按胸法

【手法作用】

理筋调息。用于治疗岔气或胸胁部挫伤。

【操作手法】

嘱患者取仰卧位，医者立于一旁，一手按于胸胁部，另一手握住患者手腕部，将患者手臂抬离床面，反复向上摇动手臂，并施加向上牵拉的力（图2-41）。

【手法技巧】

徐徐用力，直线牵引手臂。摇动幅度由小到大。

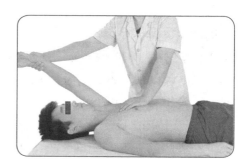

图 2-41　摇臂按胸法

【注意事项】

操作在生理范围内，不可用力过猛。气胸、骨折等患者禁用。

（五）抬肩拍打背部法

【手法作用】

用于中、下胸段的胸肋关节错位。患者突然岔气后最宜应用。

【操作手法】

嘱患者端坐在矮凳上。医者站在其患侧，面向患者，用一手环抱住患者，以 T_9 左侧肋横突关节错位为例。嘱患者深呼吸，在吸气末时憋气，在患者憋气的一瞬间，医者迅速用右手掌根部拍打患者 T_9 左侧肋横突关节处。手法完毕后，让患者自行活动，并问患者活动后有无不适感，如无不适感，则说明 T_9 左侧肋横突关节已复位。如仍活动受限，可用上述方法再重复治疗 1 次（图 2-42）。

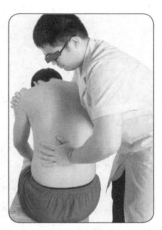

图 2-42　抬肩拍打
背部法

【手法技巧】

在患者憋气状态的瞬间，医者应抓住时机及时在患处进行拍打。

【注意事项】

拍打时，用力要适中，不可过猛过大。

三、腰部常用手法

（一）叠搓法

【手法作用】

滑利关节。适用于腰椎向前滑脱，腰轴成角变形者。

【操作手法】

患者屈膝屈髋，双手抱住双膝部，如圆团状，医者一手按住患者双膝，另一手扶住颈背部，前后搓动数次（图 2-43）。

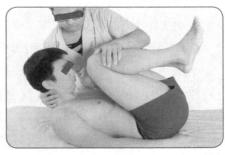

图 2-43　叠搓法

【手法技巧】

往返滚动，尽量遵循直线前后滚动，不要往两侧滚动。

【注意事项】

在床上操作范围小易跌落，最好在空地铺衬垫后操作，注意保护好头部。

（二）屈髋法

【手法作用】

整复关节。主要用于强直性脊柱炎、腰椎间盘突出症、慢性腰痛以及髋关节僵硬、屈伸不利。

【操作手法】

嘱患者取仰卧位，患侧屈膝屈髋。医者站在其患肢侧，一手按住其膝部，另一手握住其脚踝部，使其患侧髋膝关节屈曲到最大限度，健侧髋膝关节始终保持伸直状态（图2-44）。

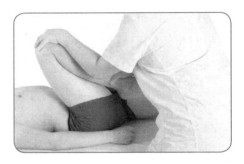

图2-44　屈髋法

【手法技巧】

缓慢屈膝屈髋，角度由小到大，渐至最大极限。

【注意事项】

要在髋关节生理范围内操作，不可强制屈曲，以免造成损伤。

（三）背法

【手法作用】

牵拉关节，理筋整复。多用于腰扭伤及后伸功能受限明显者。

【操作手法】

医者和患者背靠背站立，医生双足分开，与肩同宽，呈半蹲位；患者双足并拢、直立。医者两臂分别自其腋下穿过，揽住患者双臂，接着弯腰将患者背起。此时医者的臀部尽量抵在患者腰痛明显的区段正中部分。然后嘱患者双腿自然下垂，腰背松弛；而医者则进行膝、髋二关节的协调而有节奏地伸屈动作，并在伸直的同时臀部用力，以振动患者腰部。如若患者不易放松，则可先使其左右晃动腰部，以便诱导肌肉松弛。以上动作可操作半分钟至 1 分钟。利用反背挺臀动作，使患者腰椎得到牵拉伸展，并结合摇晃、顶推、抖动等多种动作，使腰部松动，拉开椎间隙，自动纠正关节紊乱错缝（图 2-45）。

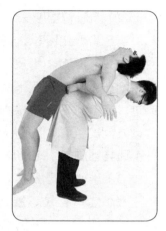

图 2-45　背法

【手法技巧】

若患者身材高大，医者可站在踏板上操作，以保证患者双脚离地、悬空，以医者的臀部能着力于患者的腰骶部为宜；嘱患者自然呼吸，不能屏气，全身肌肉尽量放松，头宜后仰并紧靠在医者背部；做伸膝屈髋挺臀动作时，动作要协调，掌握好臀部施力的轻重。

【注意事项】

患者的腰部持续紧张、痉挛，疼痛较甚者禁用此手法；年老体弱或患有较严重的骨质增生、骨质疏松等疾病者禁用；操作时间不宜过长，以免患者因脊柱长时间过伸，导致颅内压力增高而引起头晕、恶心、呕吐等；操作完毕时，宜将患者缓缓放下，当其双足站稳后先放开一侧肘弯部勾套在一起的上肢，然后转身扶住患者，再放开另一侧上肢，以免患者因体位性改变或颅内压力改变而跌倒。

（四）腰椎摇法

【手法作用】

对腰椎椎间关节及腰部软组织有整理、拉伸、舒展的功效。常用于治疗腰椎间盘突出症、腰椎小关节紊乱症、急性腰扭伤及挫伤、慢性腰肌劳损、疲劳、紧张性肌炎、强直性脊柱炎、第三腰椎横突综合征等病症。

【操作手法】

（1）仰卧位摇腰法

嘱患者取仰卧位，两下肢并拢，自然屈膝屈髋，医者一手按住患者膝关节，另一手按住患者足踝部，双手协同用力，带动腰部做顺时针或逆时针方向的摇转运动（图 2-46）。

（2）俯卧位摇腰法

嘱患者取俯卧位，两下肢并拢自然伸直，医者一手按压患者腰部正中，一手从患者双下肢大腿前方穿过，抱起双下肢，做顺时针或逆时针方向的摇动，同时按压腰部的一手适当地施加一定的压力。

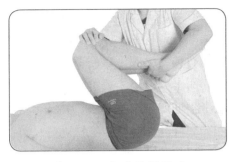

图 2-46　仰卧位摇腰法

（3）坐位摇腰法 1

嘱患者取坐位，腰部放松。医者坐在或站在患者身后，一手按住患者一侧腰部，另一手扶住其对侧肩部做俯仰摇腰法，使患者腰部缓缓摇动（图 2-47）。

（4）坐位摇腰法 2

嘱患者取坐位，腰部放松。医者从后面环抱住患者，助手环抱住患者双腿固定。医者左右摇动（图 2-48、图 2-49）。

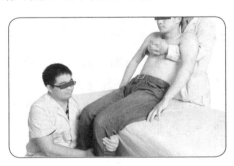

图 2-48　坐位摇腰法 2（1）

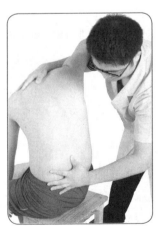

图 2-47　坐位摇腰法 1

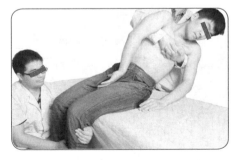

图 2-49　坐位摇腰法 2（2）

【手法技巧】

摇转的幅度要由小到大，逐渐增加；用力要稳，动作要缓和；摇转的方向和幅度要在生理许可或患者能够忍受的范围内进行。

【注意事项】

年老体弱及腰椎退变（脊柱侧弯、后弓畸形、骨质疏松）者，摇腰幅度不宜过大。

（五）腰椎扳法手法

1. 腰椎斜扳法

【手法作用】

舒展筋脉，滑利关节，松解粘连，帮助复位。常用于治疗急、慢性腰痛，急性腰扭伤，腰椎后关节错位，腰椎间盘突出症及腰部酸痛、活动不利等病症。

【操作手法】

嘱患者取侧卧位，患肢在上，屈膝屈髋；健肢在下，自然伸直，腰部要放松。医者面对患者站立，一手按住其肩前部，另一手用肘部抵住患者臀部，双手协同向相反方向用力，即手掌将肩部向前推，肘部将髋臀部向后按，使患者腰部做被动扭转。当有明显阻力时，做一个增大幅度的突然扳动（图 2-50）。

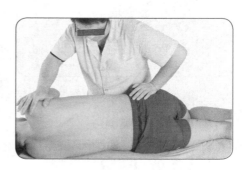

图 2-50　腰椎斜扳法

【手法技巧】

施术时患者腰部肌肉要充分放松，医者两手推扳力的交叉点应落在患椎上。

【注意事项】

患者腰椎手术后、腰椎弓裂、腰椎椎体滑脱者禁用。避免用力过猛。

2. 腰椎后伸扳法

【手法作用】

舒展筋脉，滑利关节，松解粘连，帮助复位。常用于治疗腰部僵硬、腰椎生理前凸减弱或消失、腰椎侧弯、腰椎后关节错位、滑膜嵌顿、急性腰肌损伤、慢性腰肌劳损、腰椎间盘突出症、腰椎退行性脊柱炎等病症。

【操作手法】

嘱患者取俯卧位，两手放在下颌下方或头前，两下肢并拢，自然伸直。医者站在其侧面，以一手掌按住患者腰部，另一手托住其双侧或单侧膝关节近端，缓缓上抬其下肢，使腰部后伸，当后伸到最大限度时，两手同时用力做相反方向的扳动，可听到弹响声（图 2-51、图 2-52）。

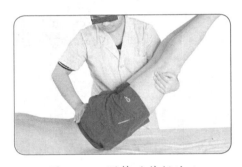 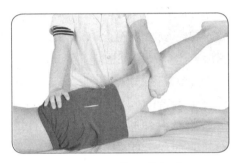

图 2-51　腰椎后伸扳法 1　　　　　图 2-52　腰椎后伸扳法 2

【手法技巧】

用力缓慢，直到腰部后伸到最大限度。

【注意事项】

腰椎间盘突出症伴有腰曲后凸或腰椎前滑脱者禁用本法。

（六）腰部拔伸法

【手法作用】

牵拉关节，理筋整复。主要用于治疗腰椎间盘突出症及腰椎后关节紊乱症。

【操作手法】

（1）俯卧或仰卧拔伸法

患者取俯卧位或仰卧位，双手拉住床沿或床栏杆，医者立其侧，可以固定髂嵴，也可以固定双侧踝关节，用力向后拔伸，医者可利用后蹬或后仰，加强牵引，拔伸2分钟左右（图2-53、图2-54）。

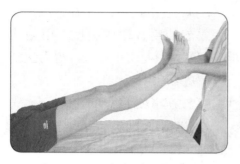

图 2-53　腰部仰卧位拔伸法

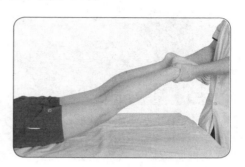

图 2-54　腰部俯卧位拔伸法

（2）坐位拔伸法

嘱患者取坐位，医者立于患者身后，从腋下环抱住患者，向上拔伸，利用患者自身重力对抗牵拉（图2-55）。

（3）下肢牵提法

嘱患者取仰卧位，并用双手握住床沿。医者一手握住患者脚踝，一手握于小腿处，牵引拔伸；或嘱患者屈髋伸膝，医者向上牵提下肢（图2-56、图2-57）。

（4）下肢牵抖法

嘱患者取侧卧位，患肢在上，手握住床沿；医者双手握于患者足踝部上下牵抖患者（图2-58）。

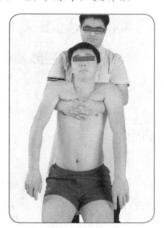

图 2-55　腰部坐位拔伸法

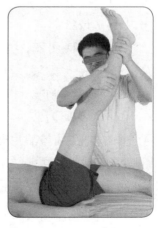

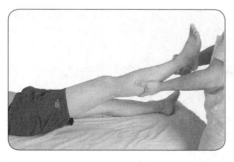

图 2-56　下肢牵提法 1

图 2-57　下肢牵提法 2

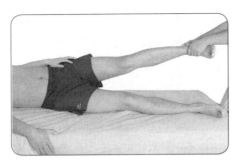

图 2-58　下肢牵抖法

【手法技巧】

拔伸部位应在充分放松后进行，属于后期手法，常在扳法、摇法之前使用。动作缓慢，用力均匀，拔伸力要由小渐大，当力达到所需要求后，原力维持。

【注意事项】

应用因人因病而异，年老体弱者及骨质疏松、骨折、化脓性骨关节炎患者禁用。

四、骶尾椎关节常用手法

（一）屈髋屈膝复位法

【手法作用】

整复关节。主要用于治疗髋关节僵硬、屈伸不利，骶髂关节错位等病症。

【操作手法】

嘱患者取仰卧位，屈膝屈髋，医者站于患者右侧，用右手握患者脚踝或小腿近端，以左手扶按膝部，手肘用力往下弹压（图 2-59）。

【手法技巧】

缓慢屈膝屈髋，角度由小到大，渐至最大极限。冲压用力和缓，不可多次操作。

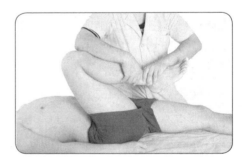

图 2-59　屈髋屈膝复位法

【注意事项】

操作要在髋关节生理范围内操作，不可强制屈曲，造成损伤。不可盲目追求弹响声。腰骶关节强直、髋关节病损、臀肌挛缩、骨质疏松患者及孕妇、年老体弱者，禁用本法。

（二）被动屈髋法

【手法作用】

整复复位。主要用于整复骶髂关节。

【操作手法】

嘱患者取仰卧位，医者立于患者一侧，一手按于患者髂嵴上，另一手从内侧握住其大腿下端，向上屈患者髋关节。反复数次（图2-60）。

【手法技巧】

双手配合，一手向下按压，一手向上抬起。

【注意事项】

诊断要明确，不可用力过猛。

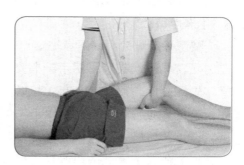

图 2-60　被动屈髋法

（三）俯卧单髋过伸复位法

1. 提按法

【手法作用】

整复关节。此法适用于体弱及肌肉久发达的患者。

【操作手法】

嘱患者俯卧床沿，医者站立于患者左侧。右手托患肢膝上部，左掌根按压左侧骶髂关节。先缓缓旋转患肢 5~7 次（松解髋、臀部肌筋）。医者上提患者左侧大腿，过伸患肢，左手同时用力往下弹压骶髂关节，两手呈相反方向扳按，此时可闻及关节复位响声或手下有关节复位感，手法完毕（图2-61）。

【手法技巧】

往下弹压骶髂关节用力应垂直向下，不可反复操作。

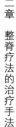

图 2-61　提按法

【注意事项】

腰椎间盘突出症腰曲消失或后突、腰椎前滑脱及骨质疏松患者，禁用本法。

2. 肘压法

【手法作用】

整复关节。此法适用于体弱及肌肉欠发达的患者。

【操作手法】

嘱患者俯卧床沿，医者站立于患者左侧，右肘（或前臂）托患肢膝上部，左肘压左侧骶髂关节，两手十指交叉。先缓缓旋转患肢 5~7 次（松解髋、臀部肌筋）。医者上提患者右下肢，过伸患肢，左肘同时用力往下弹压骶髂关节，此时可闻及关节复位响声或手下有关节复位感，手法毕（图 2-62）。

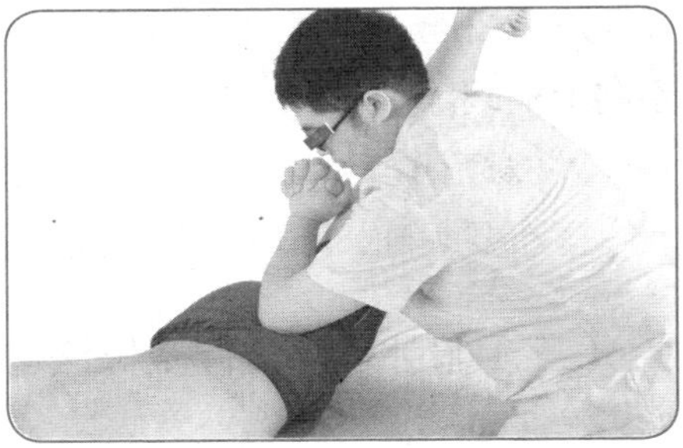

图 2-62　肘压法

【手法技巧】

往下弹压骶髂关节用力应垂直向下，不可反复操作。

【注意事项】

腰椎间盘突出症腰曲消失或后突、腰椎前滑脱及骨质疏松患者，禁用本法。

【注意事项】

诊断要明确，定位要准确，挤压方向要清楚，挤压程度要了解。

（四）被动后伸髋关节法

【手法作用】

整复复位。主要用于整复骶髂关节。

【操作手法】

嘱患者取俯卧位，患肢屈膝。助手双手按于患者腰骶部固定；医者握住患者脚踝部，向上被动牵拉后伸（图 2-63）。

【手法技巧】

医者徐徐垂直向上拔伸，角度由小到大。

【注意事项】

诊断要明确，不可用力过猛。

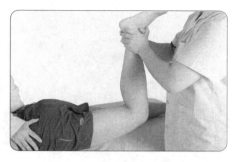

图 2-63　被动后伸髋关节法

（五）坐骨神经牵拉法

【手法作用】

理筋牵拉。主要用于治疗腰椎间盘突出、坐骨神经痛或梨状肌综合征等。

【操作手法】

嘱患者取仰卧位，助手双手按于髂嵴处固定，医者弓步抬患肢于肩上，双手于膝关节上固定，向上牵拉（图 2-64）。

【手法技巧】

医者徐徐向上拔伸，角度由小到大。不可强迫向上牵拉。

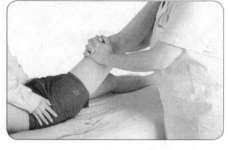

图 2-64　坐骨神经牵拉法

【注意事项】

诊断要明确，不可用力过猛。

（六）髋关节摇法

【手法作用】

整复关节。主要用于髋关节屈伸不利、骶髂关节错位等病症。

【操作手法】

嘱患者取仰卧位，医者站于患髋外侧，令患侧髋膝屈曲，医者一手扶住其膝关节前侧，另一手拿住患肢踝关节上方，做髋关节的顺（逆）时针环转摇动（图 2-65、图 2-66、图 2-67）。

【手法技巧】

屈髋屈膝，轻柔摇动，速度不宜过快。若患者疼痛时不可强制用力牵拉摇动。

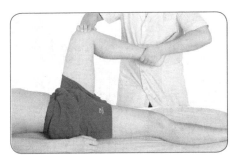

图 2-65　髋关节摇法 1

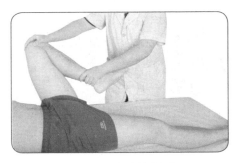

图 2-66　髋关节摇法 2

【注意事项】

要在髋关节生理范围内操作，不可强制屈曲，以免造成损伤。

（七）骶髂关节扳法

1. 侧扳法

【手法作用】

整复复位。主要用于整复骶髂关节。

【操作手法】

嘱患者侧卧，患侧在上，双手抱于胸前，健侧下肢略屈髋，患侧下肢屈膝屈髋，使骨盆与床面成垂直状。医者站于患者对面，一手按于患者肩部，另一手用掌根抵住患侧髂后上棘，将其脊柱旋转至最大限度时，两手同时用力，按肩之手稳住身体，同时按于髂后上棘之手做一个有控制的、突发性的、沿患肢股骨纵轴方向的推压扳动（图 2-68）。

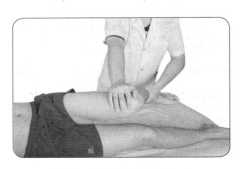

图 2-67　髋关节摇法 3

【手法技巧】

按压髂后上棘的手法要准确，以保证应力传递至骶髂关节。

【注意事项】

诊断要明确，定位要准确，不可用力过猛。

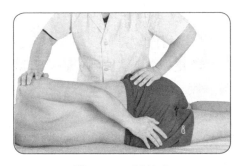

图 2-68　侧扳法

2. 仰卧位扳法

【手法作用】

整复复位。主要用于整复骶髂关节。

【操作手法】

嘱患者仰卧，一侧下肢伸直，另一侧下肢以"4"字形状放在伸直下肢近膝关节处，并一手按住膝关节，另一手按压对侧髂嵴上，两手同时下压（图2-69）。

【手法技巧】

双手用力均匀，垂直向下用力。

【注意事项】

诊断要明确，定位要准确，不可用力过猛。

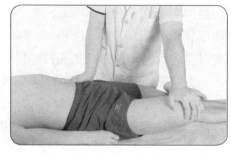

图 2-69　仰卧位扳法

（八）髋关节拔伸法

【手法作用】

整复关节。主要用于髋关节屈伸不利、骶髂关节错位等病症。

【操作手法】

嘱患者取仰卧位，患肢屈髋屈膝，医者站于其患侧，一手从患侧下肢内下穿过，与另一手抓交握住患侧膝部，固定患者小腿；助手站于另一侧，双手向下按压盆骨，然后医者用力牵拉拔伸（图2-70）。

【手法技巧】

屈髋屈膝90°，助手、医者配合用力，方向相反，垂直牵拉拔伸。

【注意事项】

要在髋关节生理范围内操作，不可强制屈曲，以免造成损伤。

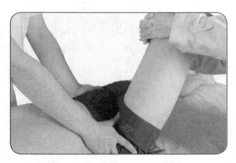

图 2-70　髋关节拔伸法

五、美式矫正手法

美式整脊术是一项以解剖学、人体力学和脊柱神经学为基础，对脊柱关节半脱位进行科学矫正的一项物理保健技术。它运用脊柱活化器（Activator）来矫正脊柱，优于用手来整脊，利用接近人体自然频率的脉冲，刺激肌肉韧带产生收缩或松弛，帮助矫正脊柱关节半脱位，改善各部位酸痛症状，从根本上调节、平衡身体功能，使人体的运行得以恢复正常，达到自愈的目的，并由此提高身体自愈力，防治各种亚健康症状。

美式整脊术注重脊柱的结构与功能，脊柱作为支撑人体重量，维持人体姿势与运动平衡、保护脊髓和神经根使大脑传送信息，或接受信息，并使神经系统得以保障；与肋骨形成胸腔及与髂骨形成骨盆腔使内脏得以存放等，发挥着极其重要的作用，但又极容易被损伤。基础病因常有脊柱急慢性损伤、退行性变、脊柱先天畸形等，遭受直接或间接外力，如交通意外、运动损伤、生活与工作中的意外、医源性意外等；由轻微扭挫伤、过度疲劳、姿势不良、内分泌失调、感受风寒湿邪等诱因引发。

脊柱疾病形成因素可分为压迫性因素和非压迫性因素。压迫性因素常有椎体的病变，如椎间盘的退行性变、椎体失稳、椎间盘突出、椎间孔狭窄、椎体边缘骨刺、韧带蜕变、小面关节增生等。压迫性因素压迫周围神经或血管，这是使神经产生病变或反射疼痛的原因。脊柱周围软组织（肌肉、肌腱、筋膜等）紧张、痉挛、僵硬、肿胀、损伤、劳损、触痛、粘连，加之平时姿势不良，或自身情绪的内分泌影响，或椎间盘营养不足以及肌肉含盐量过多等，这些形成了脊柱的非压迫因素。无论是"非压迫性"还是"压迫性"因素，都能使脊柱神经的功能变为异常，进而发展为各类脊柱病变。

美式整脊基本手法非常明确医者手指的各个用法。如拇指放在移位的地方（病区），直接施压力，使移位的关节归位；而放在非移位的地方（非病区），形成杠杆的一端，间接施力，产生旋转，使移位的关系归位。多用于颈椎矫正。同时矫正分为直接矫正手法和间接矫正手法。直接矫正就是直接施力在需要矫正的椎体关节上；而间接矫正手法是利用杠杆原理和旋转的力量，施力于需要矫正的椎体关节上，所以要先将此关节锁定。

（一）颞下颌关节的矫正

【手法作用】

常用于颞下颌关节移位，颞下颌关节移位会引起疼痛、眩晕、头痛和听觉障碍等。

【操作手法】

（1）向前向下错位

嘱患者取坐位，医者站于患者背后，并将双手交叉连在一起，扶于患者下颌的前端，而双手的鱼际则放在颞下颌关节处。医者的双手轻柔地向中间和向后同时施压，在患者耐受的情况下，缓缓地张开嘴，再缓缓地闭上嘴。向上向侧错位时，医者将手的鱼际放在下颌骨处，稳定手放在颞下颌关节的地方，使患者的头稍微歪向稳定手，矫正手向内向下推下颌骨。

（2）向下向侧错位

医者的矫正手的鱼际放在下颌骨处，稳定手放在颞下颌关节的地方。使患者的头稍微歪向稳定手。矫正手的示指、中指、环指及小指抓住患者的下颌角向上拉。此时手掌的根部轻轻地向内推。

【手法技巧】

向前向下错位时矫正法连贯动作，医者的手指相连置于患者下颌前端做向后拉的动作。双手的鱼际在下颌处同时做向内挤的动作。至于患者的头部要后仰，在医者做上述动作的同时，患者要做张嘴和闭嘴的动作。

（二）颈椎矫正

1.寰枢椎的矫正手法

【操作手法】

嘱患者取仰卧位，医者面向患者头顶侧站立。医者的双手置于患者耳腮处，将患者的脸转向非痛侧的极限，反复牵拉几次。医者用下手托着患者的头向内做牵引，上手以轻快之力突破极限，听到弹响声即完成矫正。

【手法技巧】

寰枢椎的矫正，患者的颈椎要保持正直的姿势，不可前弯，不可后仰，也不可侧弯，利用旋转进行矫正。倘若患者向右旋转疼痛，即可向左矫正。双手可以稍微用一些牵引力拉大间隙。

2. C_1、C_2、C_3 的矫正手法

【操作手法】

嘱患者取仰卧位，将头转向正常侧。医者站于患者后方，用左手托着患者的下颌；用右手拇指顶在患椎的横突上，示指在颧骨下缘，小指在下颌之下缘。左右两手肘尽量弯曲，使两臂几乎在一条直线上。左手将患者的头向外旋转到极限，即用轻快之力突破极限，听到弹响声即完成矫正。

【手法技巧】

拇指在极限上向患者眼睛的方向发力。力要轻、要快。不到极限决不发力，切记突破极限 $2°\sim5°$ 即可，超过 $5°$ 会造成伤害。右手拇指在发力时，左手可微微将患者的头抬起。

3. $C_3\sim C_6$ 的矫正手法

【操作手法】

嘱患者取仰卧位，医者站于患者侧后方，左手握住患者的下颌，用肘托住患者的头，右手拇指抵住患病颈椎棘突，并轻轻地向健侧推，于是形成向患者侧弯。双手将患者的头向左转到极限，左手牵引，同时右手则顺着右手臂的方向（小面关节的平面）瞬间轻快地用力，听到弹响声即完成矫正。

【手法技巧】

旋转度不超过极限 $5°$，以免造成伤害。

（三）胸椎矫正

1. T_1、T_2、T_3 的站立式矫正手法

【操作手法】

嘱患者立在床边，医者站于患者后方。用软毛巾等物置于痛椎的下一椎体上。患者双手手指交叉，置于头后，医者双手自患者腋下穿过，抓紧患者的手腕，医者用膝盖顶住软毛巾，在患者吐气完毕时，医者用膝盖向前顶，同时双手向上向后推患者双腕。听到弹响声即完成矫正。

【手法技巧】

做背部胸椎的矫正手法时，要配合患者的呼吸，在患者吐气完毕时实施。切记用力要适当、不可过猛，尽量避免伤及肋骨。

2. T₄~T₇ 直压式矫正手法

【操作手法】

嘱患者取仰卧位，双手手指交织于头后，双肘肘端相叠于胸前。医者的右手握成空拳，置于错位的椎体下方，左手握住患者肘端的前下方，以控制患者胸部，其左手和右手形成一条直线，并在患者吐气完毕时，突然用力下压，听到弹响声即完成矫正。

【手法技巧】

当实施前后直压式矫正的手法时，对瘦弱的患者，其胸前应抱一个枕头，以免压痛。使用矫正手法的目的是消除关节的僵硬和肌肉的紧张。医者紧紧将患者抱住，视患者为一体，减少彼此碰撞。

3. T₈~T₁₂ 直压式矫正手法

【操作手法】

嘱患者尽量坐在床边缘，双腿放在床上；左臂在下，右臂在上下重叠。瘦弱者其胸前可抱一枕头，以免造成疼痛而影响效果。医者立于床边，面向患者脸部，左腿在前、右腿在后，左手合在患者颈背处，右手四指握住，拇指翘起，放在错位的关节处，使脊柱在拇指与示指之间。医者先做一次深呼吸，然后抱着患者逐渐向后慢慢倒下，当患者身体压到医者的右手时，医者利用其上身的体重，突然向下施压，听到弹响声即完成矫正。

【手法技巧】

医者双臂是上下平行重叠，而不是左右相交叉。

（四）腰椎矫正

1. 腰椎垫指压棘突矫正手法

【操作手法】

嘱患者俯卧，医者的左手拇指横放在患椎的棘突前方，顺着椎间盘平面的倾斜度施压即可，这就是垫指压棘突法在胸椎和腰椎上的差异。在患者吐气快完毕时，突然向下施压，听到弹响声即完成矫正。

【手法技巧】

医者不可将左手拇指放在患椎前一椎的棘突后下方。

2. 坐位旋转矫正手法

【操作手法】

嘱患者跨坐在长凳上，双臂交叉于胸前，右手放在左肩上，左手放在右肩上。医者立于患者后方，左后拉着患者右臂；右手手掌根顶住受限椎体的右侧横突上，左右双手同时出力，则形成旋转到极限。将患者上身稍微前倾，即由右手突发力，听到弹响声即完成矫正。

【手法技巧】

多用于低胸或高腰处，效果很好。

3. 膝肩对压矫正手法

【操作手法】

嘱患者取仰卧位，医者站于其健侧，右手固定患者的右肩在床上不动，左手握着患侧的膝，使大腿与臀部成90°。医者的左手逐渐地向内侧旋转患者的大腿到极限。在极限上突然发力，听到弹响声即完成矫正。

【手法技巧】

医者的左手逐渐向内侧旋转患者的大腿到极限，但不可盲目用力，以免超过生理范围。

（五）骶髂关节矫正

1. 髂骨向前旋转的矫正手法

【操作手法】

嘱患者取仰卧位，双手交叉置于头后。医者站于其健侧，一手压在患侧的髂内上前缘，并固定，另一手紧紧压着患者上面的肘的前端，然后该手向着医者的主向向内旋转患者的身体，直到腰骶关节为止，并形成锁住。此时医者按压患侧髂骨前上缘的手，猛力向下一推，听到弹响声即完成矫正。

【手法技巧】

用相反的方向、相同的步骤，矫正对侧髂骨向前旋转的病变。

2. 髂骨向后旋转的矫正手法

【操作手法】

医者的右膝置于患者的右腋窝下，使其脸朝向外侧，其臀部俯于床上。之后医者左手固定在患者左髂骨的后上缘，右手经过患者的左肩及左胸前，并抓紧患者的腋下。左手固定患者左髂骨的后下缘的同时，右手向内、向上拉，患者的上身即产生向内、向后的旋转，直到腰骶关节为止，并形成锁住。此时医者左手突然向前、向下施力，听到弹响声即完成矫正。

【手法技巧】

用相反的方向、相同的步骤，矫正对侧髂骨向后旋转的病变。

（六）长短腿矫正

长短腿形成常因为大转子的内收及外展移位，患侧的髂骨错位、移位，患侧的颈椎错位，先天性的缺陷等。所以矫正长短腿，不但要矫正患侧的大转子及髂骨的错位、移位，还要矫正患侧颈椎的错位。若属先天性的缺陷，则不必治疗，仅在短腿的鞋底部加垫即可。

1. 短腿的矫正

大转子"内收"可形成短腿，所以矫正短腿第一步是先矫正大转子的"内收"。患者仰卧时，患侧的脚尖向内倾斜。

【操作手法】

以股骨为杠杆，使臀部由内向外旋转，医者在膝之手为矫正手，在踝之手为固定手。以矫正手将膝部上抬，然后外推，使大转子"外展"。再以固定手同时配合，外转髋部，以大转子为中心，做逆时针旋转。若患侧短腿，是该侧髂骨前上移位，则矫正髂骨移位。

2. 长腿的矫正

大转子"外展"外张可形成长腿，所以矫正长腿的第一步是先矫正大转子的"外展"，患者仰卧时，患侧的脚尖向外倾斜。

【操作手法】

以股骨为杠杆使臀部做由外向内旋转。医者在膝部之手为矫正手；在踝之手为固定手。以矫正手将膝部上抬，然后内推，使大转子"内收"，再以固定手同时配合，内转髋部，又将足向外方下拉，将腿由弯曲拉直。若患侧长腿是该侧髂骨后下移位，则矫正髂骨移位。

第三章

整脊疗法治疗
常见脊柱疾病

第一节　颈段脊柱疾病

一、寰枢关节半脱位

寰枢关节半脱位又称之为寰齿关节错位、寰枢关节不稳症（紊乱）或枢椎旋转半脱位（RAS）。创伤、劳损、炎症等引起寰枢关节周围关节滑膜渗出、韧带、挛缩、肌痉挛，进而关节错位（半脱位）形成旋转、偏移、倾斜等细微改变，椎动脉受牵拉、扭曲、压迫。软组织进一步痉挛、疼痛加重、颈椎失稳加重，出现广泛的神经系统相应症状。中医古代文献中散见的即非骨折又非脱位、也非伤筋的"骨缝开错""骨缝参差"等记载，即指此言。西医学中没有"骨错缝"之说，但其关节紊乱症与"骨错缝"有许多类似之处。尤其是关节紊乱中的半脱位、滑膜嵌顿、交锁、软组织介入关节内的病理变化，用来指导"骨错缝"的手法整复有实际的指导意义。

【临床表现】

（1）大多数患者有典型的外伤史或上呼吸道及头颈部感染史。外伤后颈项部疼痛、僵硬，头颈部活动受限，头向一侧倾斜，动则疼痛加剧，患者多呈强迫体位。出现枕项痛、偏头或头项痛、头晕或眩晕发作、恶心、胸闷、眼胀、视物模糊等交感神经兴奋和脑供血不足的症状。

（2）自发性半脱位者有局部炎症或伴全身症状。

（3）颈项部肌肉紧张痉挛且有压痛点，压痛多在枕骨粗隆下 1~2cm 处（即项韧带和寰枢关节处）并伴有棘突偏歪。

【治疗手法】

1. 松解调筋

（1）捏拿颈项肌

嘱患者取正坐位，医者站于患者侧后方。医者用拇指和示指、中指的指腹，或用拇指和其余四指的指腹，对合紧夹治疗部位并将其肌肤提起。拿时自上而下，前臂放松，手掌空虚，捏拿的方向要与肌腹垂直，动作要连贯，用力由轻到重，不可突然用力，注意指间关节不动。重点放松颈部两侧肌肉，此时患者局部应有酸胀感。操作约3分钟（图3-1）。

（2）推背部

在背部督脉及足太阳膀胱经两条侧线处自上而下做推法，用手掌以及肘尖紧贴治疗部位，运用适当的压力，进行单方向的直线移动。达到疏通经络、行气活血的作用。操作约5分钟（图3-2）。

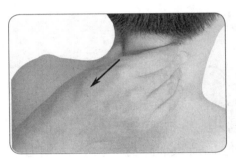
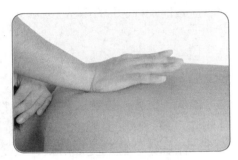

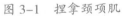

图3-1　捏拿颈项肌　　　　　　　　图3-2　推背部

（3）点揉、弹拨穴位

可在颈部、后枕部、肩部痛点部位重点点揉、弹拨起到止痛、缓解痉挛、分解粘连的作用。弹拨风池、天柱、风府、缺盆、肩井、天宗、肩中俞起到调畅气血的作用。点揉肩贞、合谷、后溪等穴，以患者感到酸胀或麻痛为度，起到通经活络的作用；头痛及眩晕患者加按百会、头维、太阳、悬钟、印堂、太溪等穴。操作约5分钟。

2. 整脊复位

扳法复位：嘱患者取正坐位，医者站于患者侧后部。患者头略向前屈，将健侧之手置于头部（即头旋转方向对侧之手），医者一手拇指抵住患者偏歪的棘突（向左偏歪用右手，向右偏歪用左手），一手扶住对侧的下颌部，将头旋转至最大限度（棘突左偏头左旋，右偏则右旋），顶棘突之手拇指用力向对侧推按，双手同时用力推扳，如听到"喀"的一声，或有拇指下的棘突跳动感，说明复位成功（图3-3）。

【手法技巧】

此手法的要点在于手法的全过程均在轻度牵引下进行。操作手法要轻巧，要稳、准、轻柔，不可超过颈椎的生理活动范围。旋转要适度，力量不宜过大，不可粗暴。

【注意事项】

保持良好的工作生活习惯，避免长时间低头看书，睡枕不可过高。有上呼吸道和颈部炎症感染时，应及时治疗，以防诱发该病。

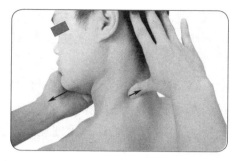

图 3-3　颈椎定位旋转扳法

二、落枕

落枕，又称"失枕"，一般指急性单纯性颈项强痛、颈部活动受限的一种病症。多由睡眠时颈部位置不当，或因负重颈部扭伤，或因风寒侵袭颈背，局部脉络、经筋受损所致，致使颈部气血凝滞而发为本病。本病为常见的颈部伤筋，一年四季均可发生。多见于成年人，儿童极少罹患，中、老年患者多发。落枕往往是颈椎病变的反应，并有反复发作的特点。

【临床表现】

一般起病急，多于晨起突感颈项强痛，不能俯仰转侧。以一侧为多，或有两侧俱痛者，疼痛可向同侧肩背及上肢扩散，严重者俯仰也有困难，甚至头部强直于异常位置。检查时颈部肌肉有触痛，浅层肌肉有痉挛、僵硬，摸起来有"条索感"，无红肿。若痛在项背，头部俯仰受限，项背部压痛明显，病变以督脉、太阳经为主；若痛在颈、臂，颈部不能左右回顾和两侧偏斜，颈侧部压痛明显者病变以少阳经为主。

【治疗手法】

1. 松解调筋

（1）捏拿颈项肌

嘱患者取正坐位，医者站于其患侧侧后方，在颈项部施用拿揉法。施术时拇指与其余四指对合呈钳形，施以夹力，以掌指关节的屈伸运动所产生的力，自上而下捏拿治疗部位，重点是胸锁乳突肌和斜方肌。放松时应从上到下、从中央到两边、从健侧到患侧，力量由小到大，作用层次由浅至深。操作 5~8 分钟（图 3-1）。

（2）点按颈部痛点，点按曲池、合谷、外关、落枕穴

嘱患者取正坐位，医者站于其患侧侧后方，用拇指指端点按局部痛点，每处各约 1 分钟。放松局部痉挛肌肉。操作约 5 分钟（图 3-4、图 3-5）。

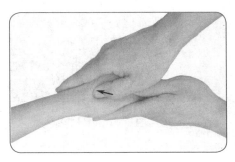

图 3-4　点按合谷

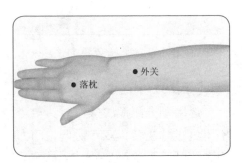

图 3-5　外关、落枕穴

（3）掌擦肩部

嘱患者取正坐位，医者站于其患侧侧后方，用手掌在颈肩部做擦法约 1 分钟。施术时以手掌着力，要做直线往返快速擦动，以透热为度，用于改善局部血液循环，缓解肌肉痉挛，达到活血止痛的目的（图 3-6）。

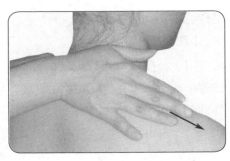

图 3-6　掌擦肩部

2. 整复调曲

（1）牵拉颈项部

嘱患者取坐位，医者站于患者身后，一手肘按压于患者肩部，一手扶于其头部，向相反方向用力牵拉（图 3-7、图 3-8）。

（2）颈椎侧扳法

嘱患者取坐位或仰卧位，医者站于患者后侧方，令患者头稍向前屈，医者一手置于患者头侧后部，一手置于其对侧下颌部，将患者头旋转至一侧最大角度后，双手同时用力扳动（图 3-9）。

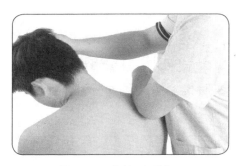

图 3-7　牵拉颈项部 1

【手法技巧】

运用颈椎侧扳法操作时头转至最大角度后不可再过分扭转，双手协调，用力轻巧，并嘱患者深呼吸配合呼吸操作。拔伸牵拉复位时需缓慢用力，以患者能承受为度；环转摇晃时动作宜和缓，动作幅度不可太大。

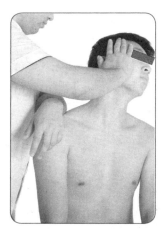

图 3-8　牵拉颈项部 2

【注意事项】

（1）注意避免不良的睡眠姿势，选择一个合适的枕头。避免风寒等外邪的侵袭。

（2）平时要注意颈部的锻炼，

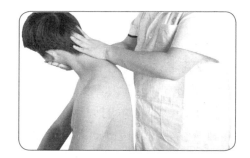

图 3-9　颈椎侧扳法

经常起身抬头活动颈部，防止颈肌慢性劳损。避免长时间伏案工作或经常低头。

三、颈部扭挫伤

因各种暴力使颈部过度扭转，或受暴力打击使颈部软组织损伤，出现颈部肌肉、韧带痉挛疼痛、活动受限为主要表现的疾病，称为颈部扭挫伤，中医学称之为"颈部伤筋"。主要是由于颈部突然扭转或前屈、后伸而受伤。如在高速上车突然减速或突然停止时，头部猛烈前冲，打篮球投篮时头部突然后仰，嬉闹扭斗时颈部过度扭转或头部受到暴力冲击，均可引起颈项部扭挫伤。钝器直接打击颈部引起的挫伤较扭伤少见。颈部肌筋损伤，伤及脉络，气血阻滞，筋脉不通，筋位失常。临床中损伤部位好发于胸锁乳突肌、斜方肌上部、斜角肌、颈夹肌及头长肌等，尤其以胸锁乳突肌及斜方肌上部多见。治宜活血化瘀，舒筋止痛。

【临床表现】

有明确颈部损伤史。损伤较轻者仅出现疼痛，无明显肿胀；损伤较重者除局部疼痛的症状外，还可出现局部肿胀。颈部活动受限。颈部呈僵直状，因颈部肌肉痉挛，头颈僵直而固定在某一特定的姿势上，或向左侧偏，或向右侧偏；在痛处可触及肿块或条索状硬结；挫伤者局部有轻度肿胀，压痛明显。检查时要注意有无手臂麻痛等神经根刺激症状，必要时拍摄 X 线片以排除颈椎骨折、脱位。

【治疗手法】

1. 松解理筋

（1）滚肩颈部

嘱患者取坐位或俯卧位，医者用手背小指侧着力于治疗部位，肘关节微屈，靠前臂旋转及腕关节屈伸产生的力持续地作用于肩颈部，反复数次。操作 5~8 分钟（图 3-10）。

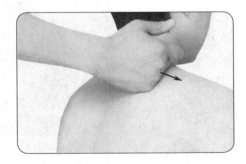

图 3-10 滚肩颈部

（2）捏拿颈项肌

嘱患者取正坐位，医者站于患者侧后方。医者用拇指和示指、中指的指腹，或用拇指和其余四指的指腹，对合紧夹治疗部位并将其肌肤提起。拿时自上而下，前臂放松，手掌空虚，捏拿的方向要与肌腹垂直，动作要连贯，用力由轻到重，不可突然用力，注意指间关节不动。重点放松颈部两侧肌肉，此时患者局部应有酸胀感。操作约 3 分钟（图 3-1）。

（3）点按压痛点

嘱患者取正坐位，医者站于患者侧后方。医者以一手扶患者前额，另一手拇指点按其局部痛点约 1 分钟。施术时以拇指指端着力，持续按压人体的穴位，也可配合瞬间加大力度点按人体的穴位。按压的方向要垂直向下，用力要由轻到重，持续用力，使刺激感觉充分达到机体深部组织。操作约 5 分钟（图 3-11）。

（4）推按项部肌肉

嘱患者取正坐位，医者站于患者侧后方。医者以一手扶患者前额，另一手拇指推按其项部肌肉，重点在斜方肌、胸锁乳突肌。用力

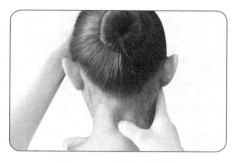

图 3-11　点按压痛点

要由轻到重，持续用力，使刺激感觉充分达到机体深部组织。操作约 3 分钟（图 3-12）。

2. 整复调曲

（1）牵拉颈项部

嘱患者取坐位，医者站于患者身后。医者一手肘按压于患者肩部，一手扶于其头部，向相反方向用力牵拉（图 3-7、图 3-8）。

（2）颈椎拔伸旋转复位法

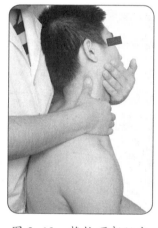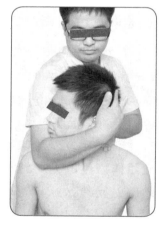

图 3-12　推按项部肌肉　　图 3-13　颈椎拔伸
旋转复位法

嘱患者取正坐位，医者站于患者身后。医者一手扶握患者枕后，另一手以肘部托起其下颌，然后用力轻轻地拔伸患者颈部，并环转摇晃颈椎 5~6 次，再在拔伸的基础上旋转颈椎，当感到有阻力时，在有控制的情况下突然加大旋转幅度，此时常可听到多个椎体的"喀嗒"声，左右各旋转 1 次（图 3-13）。

【手法技巧】

运用颈椎侧扳法操作时头转至最大角度后不可再过分扭转，双手协调，用力轻巧，并嘱患者深呼吸配合呼吸操作。拔伸牵拉复位时需缓慢用力，以患者能承受为度；环转摇晃时动作宜和缓，动作幅度不可太大。

【注意事项】

（1）首先应排除颈椎骨折、脱位后，才可施用上述手法，切忌盲目治疗，以免加重损伤。

（2）颈项部施用推拿手法时，手法宜轻柔，切忌粗暴，以免损伤颈项部脊髓造成截瘫。可配合一些理疗，如外擦正红花油等。

四、颈椎病

颈椎病又称颈椎综合征，是颈椎骨关节炎、增生性颈椎炎、颈神经根综合征、颈椎间盘脱出症的总称，是一种以退行性病理改变为基础的疾患，主要由于颈椎长期劳损、骨质增生，或椎间盘脱出，韧带增厚，致使颈椎脊髓、神经根或椎动脉受压，出现一系列功能障碍的临床综合征。多由肝肾亏虚，气血不足，筋骨失于濡养，或长期颈部劳损，复受风寒湿邪阻滞经络，气血痹阻，不通则痛而致。

（一）颈型颈椎病

颈型颈椎病实际上是各型颈椎病的早期阶段，大多处于颈椎椎节退行性变开始时，通过窦椎神经反射而引起颈部症状。如处理不当，易发展成其他更为严重的类型。

【临床表现】

由于长期伏案工作或姿势不当等引起椎间盘退行性变，椎间结构不稳，局部平衡失调，表现为颈部肌肉紧张、痉挛，颈肩部疼痛及相应的压痛点，头颈部活动受限，或经常落枕。压颈试验阳性。X 线片上虽没有椎间隙狭窄等明显的退行性改变，但可以有颈椎生理曲线的改变，椎体间不稳定及轻度骨质增生等变化。此型在临床上极为常见，是最早期的颈椎病。

【治疗手法】

1. 松解调筋

（1）揉肩颈部

嘱患者取正坐位，医者站于其患侧侧后方。应从上到下、从中央到两边、从健侧到患侧，重点放松斜方肌、头夹肌、颈夹肌、头半棘肌、颈半棘肌。力量从小到大，作用层次由浅至深。操作 5~8 分钟（图 3-10）。

（2）弹拨颈项部痛点

嘱患者取正坐位，医者站于其患侧侧后方，用拇指指端弹拨局部痛点，每处各约 1 分钟。施术时力集中于指端，以拇指端施力，其余四指放置于肢体另一侧起辅助支撑作用，将着力的指端插入肌筋缝隙之间，由轻而重，由慢而快地弹而拨之。操作约 5 分钟（图 3-14）。

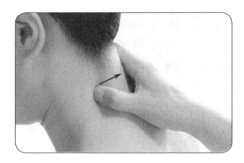

图 3-14　弹拨颈项部痛点

2. 整复调曲

（1）拔伸手法

颈椎掌托拔伸法：嘱患者取正坐位，医者站于其身后，以双手拇指顶住枕骨后方或可置于风池穴上，用两前臂分别压在患者两肩上。双手拇指的向上顶推力及双前臂的下压两肩的力，使颈椎处于持续的慢慢向上拔伸的力量中（形成拔伸）（图 3-15）。

颈椎肘托拔伸法：医者站于患者身后，一手扶住患者枕后部，另一侧上肢用肘弯部托住其下颌部，手掌扶住对侧头部，两手同时用力向上拔伸，缓慢旋转牵引其颈椎（图 3-16）。

（2）扳法

一般选用颈椎侧扳法。嘱患者取坐位，医者站于患者后侧方。令患者头稍向前屈，医者一手置于患者头侧后部，一手置于其对侧下颌部，将患者头旋转至一侧最大角度后，双手同

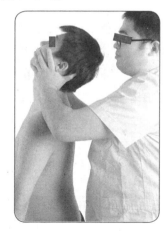
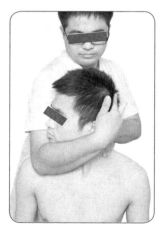

图 3-15　颈椎掌托拔伸法　　图 3-16　颈椎肘托拔伸法

时用力扳动。不可盲目追求弹响声（图 3-9）。

【手法技巧】

松解调筋时力量从小到大，作用层次由浅至深。轻柔放松局部肌肉紧张、痉挛，减轻疼痛。颈部拔伸牵引时动作协调一致，医者双手固定患者头部，避免用力时来回晃动；拔伸时用力方向正确，一般垂直牵引；也可旋转牵引，旋转角度不可超过 15°，缓慢施力，角度由小变大。运用扳法时首先要排除禁忌证，手法轻巧，不可使用蛮力，一般左右各 1 次。手法治疗后，让患者保持自然姿势，尽量不要活动颈部。

【注意事项】

（1）用枕适当，要选择高度、软硬适当的枕头。注意颈部保暖，夜间睡眠时应注意防止颈肩部受凉。

（2）避免长期伏案工作，低头时间过长，会使肌肉疲劳，颈椎间盘出现老化，并出现慢性劳损，从而继发一系列症状。定时活动颈椎，保持姿势正确，颈椎病的主要诱因是工作学习的姿势不正确，良好的姿势能减少劳累，避免损伤。颈椎病急性发作时，颈椎要减少活动，尤其要避免快速转头，必要时用颈托保护。

（二）神经根型颈椎病

神经根型颈椎病是颈椎病中最常见的一种，系颈椎椎间盘退行性改变及其继发性病理改变所导致神经根受压引起相应神经分布区疼痛、麻木为主要临床表现的总称。

【临床表现】

因单侧或双侧脊神经根受刺激或受压所致，其表现为与脊神经根分布区相一致的感觉、运动及反射障碍。临床症状因根性受压的原因不同而可轻重不一。表现为一侧或两侧颈、肩、上肢疼痛或麻木，或感觉过敏（怕风、怕冷等），颈椎旁肌肉压痛及颈部立正式体位，颈椎棘突或棘突间的直接压痛或叩痛多为阳性。根性痛范围与受累椎节的脊神经根分布区域相一致，感觉障碍其中以手指麻木、指尖感觉过敏及皮肤感觉减退等多见。可出现肌力改变或腱反射异常，压颈试验阳性，椎间孔挤压试验阳性。X 线检查可见颈椎生理曲度改变，或有骨质增生、椎管狭窄等。

【治疗手法】

1. 松解调筋

（1）拿揉颈部、㨰颈肩部

嘱患者取正坐位，医者站于其患侧侧后方。应从上到下运用拿揉法，从中央到两边、从健侧到患侧，重点放松斜方肌、头夹肌、颈夹肌、头半棘肌、颈半棘肌。力量从小到大，作用层次由浅至深。再用㨰法操作颈肩部。操作 5~8 分钟（图 3-17、图 3-10）。

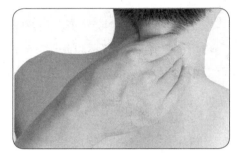

图 3-17　拿揉颈部

（2）弹拨颈部压痛点

嘱患者取正坐位，医者站于其患侧侧后方，用拇指指端弹拨局部痛点，每处各约 1 分钟。施术时力集中于指端，以拇指端施力，其余四指放置于肢体另一侧起辅助支撑作用，将着力的指端插入肌筋缝隙之间，由轻而重，由慢而快地弹而拨之。操作约 5 分钟（图 3-14）。

（3）拿揉上肢

嘱患者取正坐位，医者坐于其患侧，用轻柔的拿揉法从上臂经肘部沿前臂背侧治疗，往返操作 5~8 遍。施术时拇指与其余四指对合呈钳形，施以夹力，以掌指关节的屈伸运动所产生的力，自上而下往返捏拿治疗部位，力量从小到大，作用层次由浅至深。操作约 3 分钟（图 3-18）。

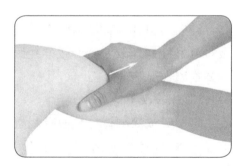

图 3-18　拿揉上肢

（4）点按颈夹脊、肩髃、曲池、手三里、外关、合谷

嘱患者取正坐位，医者站于其侧后方。医者以一手扶患者前额，另一手拇指点按。注意施术时手指应用力保持一定姿势，避免在点的过程中出现手指过伸或过屈，造成损伤。操作约 3 分钟（图 3-4、图 3-19）。

（5）捻手指

嘱患者取正坐位，医者坐在其患肢侧，用捻法在手指节上操作，动作要求轻快，每手指操作 2~3 遍。施术时以拇指与示指末端捏住施治的部位，着力做对合的左右或上下或前后的旋转捻动。注意以两手指的对合力，对称着力捻转，往返捻动，捻而滑动，用力不可呆滞，着力应和缓、持续，避免损及皮表。操作约 3 分钟（图 3-20）。

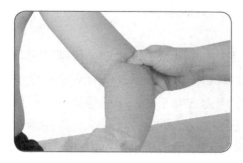

图 3-19　点按曲池

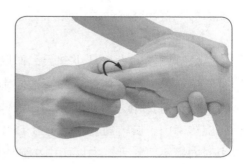

图 3-20　捻手指

2. 整复脊柱

（1）拔伸手法

颈椎掌托拔伸法：嘱患者取正坐位，医者站于其身后，以双手拇指顶住枕骨后方或置于风池穴上，用两前臂分别压在患者两肩上。双手拇指的向上顶推力及双前臂的下压两肩的力，使颈椎处于持续的慢慢向上拔伸的力量中（形成拔伸）。

仰卧位拔伸法：嘱患者取仰卧位，双肩紧靠床边，使头颈部悬于床外，助手站于患者一侧，双手置于患者双肩部，医者面向患者头侧而坐，一手置于患者下颌部，一手置于其枕后，与助手同时向相反方向用力，徐徐拔伸患者颈椎（图 3-21）。

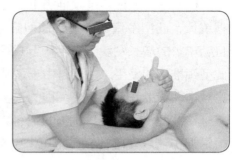

图 3-21　仰卧位拔伸法

（2）牵引法

嘱患者取坐位或仰卧位，利用牵引器或牵引床牵引，头部正立位，一次 15~20 分钟，每周 2 次。

（3）扳法

一般选用颈椎定位旋转扳法。嘱患者取正坐位，医者站于患者侧后部。患者头略向前屈，将健侧之手置于头部（即头旋转方向对侧之手），医者一手拇指抵住患者偏歪的棘突（向左偏歪用右手，向右偏歪用左手），一手扶住对侧的下颌部，将头旋转至最大限度（棘突左偏头左旋，右偏则右旋），顶棘突之手拇指用力向对侧推按，双手同时用力推扳，如听到"喀"的一声，或拇指下有棘突跳动感，说明复位成功（图 3-3）。

【手法技巧】

松解调筋时力量从小到大，作用层次由浅至深。轻柔放松局部肌肉紧张、痉挛，以减轻疼痛。颈部拔伸牵引时动作协调一致，医者双手固定患者头部，避免用力时来回晃动；拔伸时用力方向正确，一般垂直牵引；也可旋转牵引，旋转角度不可超过 15°，缓慢施力，角度由小变大。牵引器牵引时力量不可过大，力度可由小到大调整。运用扳法时首先要排除禁忌证，手法宜轻巧，不可使用蛮力，一般左右各 1 次。手法治疗后，让患者保持自然姿势，尽量不要活动颈部。

【注意事项】

除颈椎病常规注意事项外，神经根型颈椎病应以预防为主，有症状应及时就医，并坚持按疗程治疗。

（三）椎动脉型颈椎病

椎动脉型颈椎病是颈椎病中最为复杂的一种类型，临床表现变化多端。据统计，此型发病年龄较其他型高，多在 45 岁以上，以 50~60 岁较多见，且随年龄的增长发病率有平行上升趋势。症状亦随年龄的增长而日益加重。此型颈椎病的发生，主要是由于各种因素破坏了椎动脉和颈椎的正常关系，导致椎动脉的长度超过了颈椎的长度，长则必曲的椎动脉造成了血流缓慢，甚至造成血流中断，同时颈椎骨性病变及瘢痕压迫，椎动脉本身病变，软组织损伤造成交感神经受挤压，引起继发性椎动脉痉挛等病理变化，均可导致本病的发生。

【临床表现】

（1）头痛：血管性头痛，呈发作性，可持续数分钟或数小时，甚至数日。疼痛呈持续性，往往在晨起、头部活动、乘车颠簸时出现或加重。头痛多位于枕部、枕顶部或颞部，呈跳痛（搏动性痛）、灼痛或胀痛，可向耳后、面部、牙部、枕顶部，甚至向眼眶区和鼻根部放射。发作时可有恶心、呕吐、出汗、流涎、心慌、憋气以及血压改变等自主神经功能紊乱的症状。个别病例发作时有面部、硬腭、舌和咽部疼痛、麻木、刺痒或异物感等。因此，与偏头痛的表现相似，有学者称之为颈性偏头痛。

（2）眩晕：最为常见，轻重不一，多伴有复视、眼震、耳鸣、耳聋、恶心、呕吐等症状。常在头部活动，如头向上仰、突然转头或反复左右转头时发生眩晕或眩晕加重，严重者可发生晕厥或昏迷。头颈部活动和姿势改变诱发或加重眩晕是本病的一个重要特点。

（3）猝倒：在眩晕剧烈或颈部活动时发生，患者可突然感到四肢麻木、软弱无力而跌倒，但神志清楚，多能自己起来。这种症状与头部突然活动或姿势改变有关。有学者认为是因延髓橄榄体缺血所致，也有学者认为是椎体交叉处突然缺血所致。多系突然发作，并有一定的规律性。

（4）耳鸣、听力减退及耳聋等症状，其发生十分多见，这是由于内耳动脉血供不全所致。

（5）视力障碍：有些病例出现视力减退、视物模糊、复视、幻视及短暂的失明等，此主要由于大脑枕叶视觉中枢，第三、第四、第五对脑神经核及内侧束缺血所致。

（6）精神症状：以神经衰弱为主要表现，其中精神抑郁者较多，欣快者较少。多伴有近事健忘、失眠及多梦现象。

（7）发音障碍：主要表现为发音不清、嘶哑及口唇麻木感等，严重者可出现发音困难，甚至影响吞咽。此主要由于延髓缺血及脑神经受累所致，这种症状更多见于侧索硬化症。

【治疗手法】

1. 松解调筋

（1）拿揉颈部、㨰肩颈部

嘱患者取正坐位，医者站于患侧侧后方。应从上到下、从中央到两边、从健侧到患侧，重点放松斜方肌、头夹肌、颈夹肌、头半棘肌、颈半棘肌。力量从小到大，作用层次由浅至深。操作 5~8 分钟（图 3-17、图 3-10）。

（2）点按风池、风府、天柱、百会、颈夹脊、合谷、外关

嘱患者取正坐位，医者站于患者侧后方，以一手扶患者前额，另一手拇指依次点按。注意施术时手指应用力保持一定姿势，避免在点的过程中出现手指过伸或过屈，造成损伤。操作约5分钟（图3-22）。

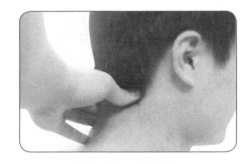

图3-22　点按风池

（3）弹拨颈肩部痛点

嘱患者取正坐位，医者站于其患侧侧后方，用拇指指端弹拨局部痛点，每处各约1分钟。施术时力集中于指端，以拇指端施力，其余四指放置于肢体另一侧起辅助支撑作用，将着力的指端插入肌筋缝隙之间，由轻而重，由慢而快地弹而拨之。操作约3分钟。

（4）拿肩井

嘱患者取坐位，医者站于其身后，拿肩井（在肩上，当大椎穴与肩峰穴连线的中点）10次，力度以患者能耐受为度。施术时医者一手拇指与其余四指对合呈钳形，施以夹力，在施治部位做广泛且深透的拿法，拿时自上而下，放松肌肉。在做拿法时，前臂放松，手掌空虚，捏拿的方向要与肌腹垂直，动作要连贯，用力由轻到重，不可突然用力，应以掌指关节运动为主捏拿肌腹，指间关节不动。操作约3分钟（图3-23）。

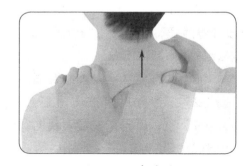

图3-23　拿肩井

2. 整复脊柱

（1）拔伸手法

坐位拔伸法：一般分颈椎掌托拔伸法和颈椎肘托拔伸法。①颈椎掌托拔伸法：嘱患者取正坐位，医者站于其身后，以双手拇指顶住枕骨后方或可置于风池穴上，用两前臂分别压在患者两肩上。双手拇指的向上顶推力及双前臂的下压两肩的力，使颈椎处于持续的慢慢向上拔伸的力量中（形

成拔伸）。②颈椎肘托拔伸法：医者站于其身后，一手扶住患者枕后部，另一侧上肢用肘弯部托住其下颌部，手掌扶住对侧头部，两手同时用力向上拔伸，牵引其颈椎。

仰卧位拔伸法： 嘱患者取仰卧位，双肩紧靠床边，使头颈部悬于床外，助手站于患者一侧，双手置于患者双肩部，医者面向患者头侧而坐，一手置于患者下颌部，一手置于患者枕后，与助手同时向相反方向用力，徐徐拔伸患者颈椎。

（2）牵引法

嘱患者取坐位或仰卧位，利用牵引器或牵引床牵引，头部正立位，一次 15~20 分钟，每周 2 次。

（3）扳法

一般选用颈椎定位旋转扳法。嘱患者取正坐位，医者站于其侧后部。患者头略向前屈，将健侧之手置于头部（即头旋转方向对侧之手），医者一手拇指抵住患者偏歪的棘突（向左偏歪用右手，向右偏歪用左手），一手扶住其对侧的下颌部，将头旋转至最大限度（棘突左偏头左旋，右偏则右旋），顶棘突之手拇指用力向对侧推按，双手同时用力推扳，如听到"喀"的一声，或拇指下有棘突跳动感，说明复位成功。

【手法技巧】

松解调筋时力量从小到大，作用层次由浅至深。轻柔放松局部肌肉紧张、痉挛，以减轻疼痛。颈部拔伸牵引时动作协调一致，医者双手固定患者头部，避免用力时来回晃动；拔伸时用力方向正确，一般垂直牵引；也可旋转牵引，旋转角度不可超过 15°，缓慢施力，角度由小变大。牵引器牵引时力量不可过大，力度可由小到大调整。运用扳法时首先要排除禁忌证，手法宜轻巧，不可使用蛮力，一般左右各 1 次。手法治疗后，让患者保持自然姿势，尽量不要活动颈部。

【注意事项】

（1）避免高枕睡眠的不良习惯，高枕使头部前屈增大下位颈椎的应力，有加速颈椎退变的可能。注意颈肩部保暖，避免头颈负重物，避免过度疲劳。

（2）在推拿治疗椎动脉型颈椎病的过程中，注意手法不可过重，以免压迫椎动脉，加重损伤。

五、颈椎小关节紊乱症

颈椎小关节紊乱症是指颈椎的小关节超出正常的活动范围，小关节面之间发生微小的错位，即中医所指的"骨错缝、筋出槽"。颈椎的关节突较低，上关节面朝上，偏于后方，下关节突朝下，偏于前方，关节囊较松弛，可以滑动，横突之间往往缺乏横突韧带。由于颈椎的特殊解剖关系，故其稳定性较差，当颈部肌肉扭伤或受到风寒侵袭时发生痉挛；睡觉时枕头过高或在放松肌肉的情况下突然翻身；工作中姿势不良，颈部呈现慢性劳损；舞台表演或游泳时做头部快速转动等特技动作时，均可使颈椎小关节超出正常的活动范围，导致颈椎小关节发生移位、错动，同时伴有椎体一定程度的旋转性移位，使上、下关节突所组成的椎间孔的横、纵径皆减小，导致颈椎平衡失调，颈椎失稳。

【临床表现】

有外伤史或无明显外伤史。颈肩酸胀痛不适。有时颈部基本无不适，而仅有因刺激交感神经纤维而产生的症状，如头痛或头晕，或眼胀、视力减退、耳鸣、听力下降、失眠、记忆力减退或心胸不适，有时心慌、血压异常等。颈部僵硬、活动不自如，颈部屈伸、左右侧弯、左右旋转的部分活动轻度受限有牵掣感。触诊颈椎两侧小关节突，病变小关节处有隆凸、两侧明显不对称，关节突上的软组织手感增厚，并有明显触压痛感。

【治疗手法】

1. 松解调筋

（1）捏拿颈项肌

嘱患者取正坐位，医者站于患者侧后方。医者用拇指和示指、中指的指腹，或用拇指和其余四指的指腹，对合紧夹治疗部位并将其肌肤提起。拿时自上而下，前臂放松，手掌空虚，捏拿的方向要与肌腹垂直，动作要连贯，用力由轻到重，不可突然用力，注意指间关节不动。重点放松颈部两侧肌肉，此时患者局部应有酸胀感。操作约3分钟（图3-1）。

（2）弹拨颈项部痛点

嘱患者取正坐位，医者站于患者侧后方，以一手固定患者前额，另一手的拇指螺纹面弹拨其颈部痛点及痛性结节。弹拨法施术时以拇指螺纹面按于施治部位上，以上肢带动拇指，垂直于肌腱、肌腹、条索往返用力推动，先按后拨，掌指关节及指间关节不动，拇指应做对掌运动，随后反复弹拨颈项后、枕部肌肉数分钟，以缓解肌肉痉挛，促进局部血液循环，减轻疼痛。操作约 5 分钟（图 3–14）。

（3）拿肩井

嘱患者取坐位，医者站于其身后，拿肩井（在肩上，当大椎穴与肩峰穴连线的中点）10 次，力度以患者能耐受为度。施术时医者一手的拇指与其余四指对合呈钳形，施以夹力，在施治部位做广泛且深透的拿法，拿时自上而下，放松肌肉。在做拿法时，前臂放松，手掌空虚，捏拿的方向要与肌腹垂直，动作要连贯，用力由轻到重，不可突然用力，应以掌指关节运动为主捏拿肌腹，指间关节不动。操作约 3 分钟（图 3–23）。

2. 整复错位

（1）仰卧位拔伸法

嘱患者取仰卧位，双肩紧靠床边，使头颈部悬于床外，助手站于患者一侧，双手置于患者双肩部，医者面向患者头侧而坐，一手置于患者下颌部，一手置于患者枕后，与助手同时向相反方向用力，徐徐拔伸患者颈椎。

（2）摇法

嘱患者取坐位，医者站于患者一侧，一手扶住患者头顶，另一手托其下颌部，双手相对用力做同一方向的环形运动，使患者头颈得以环转摇动。

（3）扳法复位

嘱患者取正坐位，医者站于患者侧后部，患者头略向前屈，将健侧之手置于头部（即头旋转方向对侧之手），医者一手拇指抵住患者偏歪的棘突（向左偏歪用右手，向右偏歪用左手），一手扶住其对侧的下颌部，将头旋转至最大限度（棘突左偏头左旋，右偏则右旋），顶棘突之手拇指用力向对侧推按，双手同时用力推扳，如听到"喀"的一声，或拇指下有棘突跳动感，说明复位成功（图 3–3）。

【注意事项】

（1）颈椎小关节错缝复位后，可用前高后低的环形围领进行固定，也可佩戴颈托固定。

（2）练功疗法：去掉外固定后，积极锻炼颈部的伸肌，使颈部保持在伸直位，睡眠时颈下或肩下垫枕头，使颈部处于轻度伸直位。

六、颈椎间盘突出症

颈椎间盘突出症主要是由于颈椎间盘髓核、纤维环、软骨板，尤其是髓核，发生不同程度的退行性病变后，在外界因素的作用下，导致椎间盘纤维环破裂，髓核组织从破裂之处突出或脱出椎管，从而造成相邻组织，如脊神经根和脊髓受压，引起头痛、眩晕，心悸、胸闷，颈部酸胀、活动受限，肩背部疼痛、上肢麻木胀痛，步态失稳、四肢无力等症状和体征，严重时可发生高位截瘫危及生命。一般认为急性颈椎间盘突出症是在椎间盘发生一定程度退行性变的基础上，受到一定外力作用下发生的，但亦可见于原无明显退变的椎间盘。

颈椎间盘突出症的发病与颈部损伤和椎间盘发生退行性变有关。本病是在椎间盘尚无明显退行性改变时突然发生的，是因受到了一定的外力作用而使纤维环破裂，引起髓核后突。突出的髓核直接引起颈髓或神经根受压。当然，在椎节已有退变的情况下，本病更易发生。本病多同时伴有颈椎不稳等现象，在判定病情及诊治上应加以考虑。

【临床表现】

头颈部外伤史或无明显外伤史；颈部疼痛、僵硬、活动受限，颈过伸时疼痛加重。一侧上肢放射样疼痛、麻木感。椎旁压痛、臂丛神经牵拉试验阳性。受累神经根支配区感觉、运动反射改变。根据椎间盘向椎管内突出的位置而有不同的临床表现。

（1）侧方突出型

颈脊神经根受到刺激或压迫，表现为单侧的根性症状。轻者出现颈脊神经支配区（即患侧上肢）的麻木感，重者可出现受累神经节段支配区的剧烈疼痛，如刀割样或烧灼样，同时伴有针刺样或过电样窜麻感，疼痛症状可因咳嗽而加重。此外，尚有痛性斜颈、肌肉痉挛及颈部活动受限等表现，尚可出现上肢发沉、无力、握力减退、持物坠落等现象。体格检查可发现被动活动颈部或从头部向下做纵轴方向加压时均可引起疼痛加重，受累神经节段有运动、感觉及反射的改变，神经支配区域相应肌力减退和肌肉萎缩等。

（2）旁中央突出型

此型有单侧神经根及单侧脊髓受压的症状。除有侧方突出型的表现外，尚可出现不同程度的单侧脊髓受压的症状，表现为病变水平以下同侧肢体肌张力增加、肌力减弱、腱反射亢进、浅反射减弱，并出现病理反射，可出现触觉及深感觉障碍；对侧则以感觉障碍为主，即有温度觉及痛觉障碍，而感觉障碍的分布多与病变水平不相符合，病变对侧下肢的运动功能良好。

（3）中央突出型

此型无颈脊神经受累的症状，表现为双侧脊髓受压。早期症状以感觉障碍或运动障碍为主，晚期则表现为不同程度的上运动神经元或神经束损害的不全痉挛性瘫痪，如步态笨拙、活动不灵、走路不稳，常有胸、腰部束带感，重者可卧床不起，甚至呼吸困难，大、小便失禁。检查可见四肢肌张力增加，肌力减弱，腱反射亢进，浅反射减退或消失，病理反射阳性，髌阵挛及踝阵挛阳性。

颈椎 X 线片可观察到：①颈椎生理弧度减小或消失；②年轻或急性外伤性突出者，椎间隙可无明显异常，但年龄较大者，受累椎间隙可有不同程度的退行性改变；③椎前软组织阴影在急性过伸性损伤所致的椎间盘突出中可见增宽；④颈椎动力位 X 线片上有时可显示受累节段失稳。

【治疗手法】

1. 松解调筋

（1）捏拿颈项肌

嘱患者取正坐位，医者站于患者侧后方。医者用拇指和示指、中指的指腹，或用拇指和其余四指的指腹，对合紧夹治疗部位并将其肌肤提起。拿时自上而下，前臂放松，手掌空虚，捏拿的方向要与肌腹垂直，动作要连贯，用力由轻到重，不可突然用力，注意指间关节不动。重点放松颈部两侧肌肉，此时患者局部应有酸胀感。操作约 3 分钟（图 3-1）。

（2）点按百会、风池、大椎、肩井、颈夹脊穴、曲池、手三里等

嘱患者取正坐位，医者站于患者侧后方，以一手扶患者前额，另一手拇指点按。按压的方向要垂直向下，用力要由轻到重，持续用力，使刺激感觉充分达到机体深部组织。注意施术时手指应用力保持一定姿势，避免

在点的过程中出现手指过伸或过屈，造成损伤。操作约 5 分钟（图 3-24、图 3-25、图 3-19）。

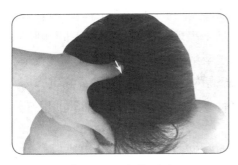

图 3-24　点按百会

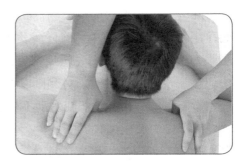

图 3-25　点按肩井

（3）弹拨颈项部痛点

嘱患者取正坐位，医者站于患者侧后方，以一手固定患者前额，另一手的拇指螺纹面弹拨颈部痛点及痛性结节。弹拨法施术时以拇指螺纹面按于施治部位上，以上肢带动拇指，垂直于肌腱、肌腹、条索往返用力推动，先按后拨，掌指关节及指间关节不动，拇指应做对掌运动，随后反复弹拨颈项后、枕部肌肉数分钟，以缓解肌肉痉挛，促进局部血液循环，减轻疼痛。操作 5~8 分钟（图 3-14）。

（4）拿肩井

嘱患者取坐位，医者站于患者身后，拿肩井（在肩上，当大椎穴与肩峰穴连线的中点）10 次，力度以患者能耐受为度。施术时一手的拇指与其余四指对合呈钳形，施以夹力，在施治部位做广泛且深透的拿法，拿时自上而下，放松肌肉。在做拿法时，前臂放松，手掌空虚，捏拿的方向要与肌腹垂直，动作要连贯，用力由轻到重，不可突然用力，应以掌指关节运动为主捏拿肌腹，指间关节不动。操作约 3 分钟（图 3-23）。

2. 整脊调曲

（1）仰卧位拔伸法

嘱患者取仰卧位，双肩紧靠床边，使头颈部悬于床外，助手站于患者一侧，双手置于患者双肩部，医者面向患者头侧而坐，一手置于患者下颌部，一手置于患者枕后，与助手同时向相反方向用力，徐徐拔伸患者颈椎（图 3-21）。

（2）牵引法

嘱患者取坐位或仰卧位，头部正立，利用牵引器或牵引床牵引，一次15~20分钟，每周2次。

（3）扳法

一般选用颈椎定位旋转扳法。嘱患者取正坐位，医者站于患者侧后方，患者头略向前屈，将健侧之手置于头部（即头旋转方向对侧之手），用一手拇指抵住患者偏歪的棘突（向左偏歪用右手，向右偏歪用左手），一手扶住对侧的下颌部，将头旋转至最大限度（棘突左偏头左旋，右偏则右旋），顶棘突之手拇指用力向对侧推按，双手同时用力推扳，如听到"喀"的一声，或拇指下有棘突跳动感，说明复位成功（图3-3）。

【手法技巧】

松解调筋时力量从小到大，作用层次由浅至深。轻柔放松局部肌肉紧张、痉挛，减轻疼痛。颈部拔伸牵引时动作协调一致，医者双手固定患者头部，避免用力时来回晃动；拔伸时用力方向正确，一般垂直牵引；也可旋转牵引，旋转角度不可超过15°，缓慢施力，角度由小变大。牵引器牵引时力量不可过大，力度可由小到大调整。运用扳法时首先要排除禁忌证，手法宜轻巧，不可使用蛮力，一般左右各1次。手法治疗后，让患者保持自然姿势，尽量不要活动颈部。

【注意事项】

（1）可配合理疗增强效果；坐车时系好安全带，以免急刹车造成本病；避免颈部过伸；注意颈部保暖，避免潮湿和阴冷；避免头部长时间固定在一个姿势；采用正确的睡眠姿势，保证充足的睡眠。

（2）上述方法适用于颈椎间盘突出未脱出，症状不严重可以保守治疗的患者。

七、颈肩肌筋膜炎

颈肩肌筋膜炎是由致病因子侵犯颈、肩、背部的纤维组织使之产生损伤及无菌性炎症，由此而引起广泛的颈、肩、背部肌疼痛及痉挛等的一组临床表现。颈、肩、背部软组织在遭受急性损伤未愈或长期慢性劳损后可使肌肉、筋膜、韧带、关节囊、骨膜、脂肪、肌腱等产生不同程度的创伤性无菌性炎症反应。软组织创伤性无菌性炎症及疼痛，刺激肌肉产生持久的收缩状态，出现肌紧张，肌肉长期痉挛造成局部软组织血管痉挛，肌肉和筋膜供血不足，营养障碍，组织无菌性炎症加重，如此形成恶性循环，使疼痛更加剧。

【临床表现】

颈肩背部广泛疼痛、酸胀、沉重感、麻木感，僵硬、活动受限，可向后头部及上臂放散。疼痛呈持续性，可因感染、疲劳、受凉、受潮等因素而加重。查体见颈部肌紧张，压痛点常在棘突及棘突旁斜方肌、菱形肌等，压痛局限，不沿神经走行放散。该病发病缓慢，病程较长，X线检查可无异常。

【治疗手法】

1. 理筋止痛

（1）揉背部、拿颈部

嘱患者取坐位或俯卧位，医者用手背小指侧着力于治疗部位，肘关节微屈，靠前臂的旋转及腕关节的屈伸，产生的力持续地作用于肩颈部，反复数次；用指端或掌根着力于肩颈，吸定，带动深层组织，不摩擦皮肤或滑动。操作5~8分钟（图3-26）。

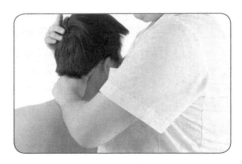

图3-26　拿颈部

（2）捏拿颈项肌

嘱患者取正坐位，医者站于患者侧后方。医者用拇指和示指、中指的指腹，或用拇指和其余四指的指腹，对合紧夹治疗部位并将其肌肤提起。拿时自上而下，前臂放松，手掌空虚，捏拿的方向要与肌腹垂直，动作要连贯，用力由轻到重，不可突然用力，注意指间关节不动。重点放松颈部两侧肌肉，此时患者局部应有酸胀感。操作约3分钟（图3-1）。

（3）弹拨颈、肩、背部痛点

嘱患者取正坐位，医者站于患者侧后方，以一手固定患者前额，另一手的拇指螺纹面弹拨颈部痛点及痛性结节。弹拨法施术时以拇指螺纹面按于施治部位上，以上肢带动拇指，垂直于肌腱、肌腹、条索往返用力推动，先按后拨，掌指关节及指间关节不动，拇指应做对掌运动，随后反复弹拨颈项后、枕部肌肉数分钟，以缓解肌肉痉挛，促进局部血液循环，减轻疼痛。操作约3分钟（图3-27）。

（4）循推肩背

用掌面紧贴肩背部，循肩背部肌肉走行，运用适当的压力，进行单方向的直线移动。尽量轻而不浮，重而不滞。操作约3分钟（图3-28）。

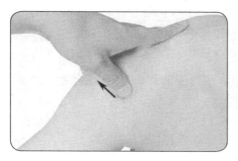

图3-27 弹拨肩部痛点

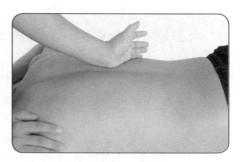

图3-28 循推肩背

2. 松解整复

（1）仰卧位拔伸法

嘱患者取仰卧位，双肩紧靠床边，使头颈部悬于床外，助手站于患者一侧，双手置于患者双肩部，医者面向患者头侧而坐，一手置于患者下颌部，一手置于患者枕后，与助手同时向相反方向用力，徐徐拔伸患者颈椎（图3-21）。

（2）颈椎摇法

嘱患者取坐位，医者站于患者一侧，一手扶住患者头顶，另一手托其下颌，双手相对用力做同一方向的环形运动，使患者头颈得以环转摇动。

（3）颈椎侧扳法

嘱患者取坐位或仰卧位，医者站于患者侧后方，令患者头稍向前屈，医者一手置于患者头侧后部，一手置于患者对侧下颌部，将患者头旋转至一侧最大角度后，双手同时用力扳动（图3-9）。

【手法技巧】

运用颈椎侧扳法操作时头转至最大角度后不可再过分扭转，双手协调，用力轻巧，并嘱患者深呼吸配合呼吸操作。拔伸颈椎时动作要稳而缓和，均匀而持续。开始拔伸时用力要由小到大逐渐增加，施力循序渐进，切忌用迅猛的暴力。摇法环转摇晃时动作宜和缓，动作幅度不可太大，规律摇动。幅度由小到大，速度要慢。

【注意事项】

（1）注重局部保暖。受损的颈肩、肌肉或肌筋膜，都是喜热怕凉，遇热病情缓解的。平时可采用热敷、泡热水澡或药物按摩等方式进行缓解。

（2）选择一个高低曲度都比较合适的枕头，睡觉时要采取正确的睡姿。夜间休息是防护或导致肩颈肌筋膜炎的要害时段，睡姿正确可以预防肩部病症。

（3）避免长期劳累。长期伏案工作，颈背部的肌肉处于持续紧张状态，便会产生慢性劳损，导致颈肩肌筋膜炎的发生。

八、前斜角肌综合征

前斜角肌综合征是指经过第一肋骨上缘部，或颈椎横突前侧的锁骨上窝部臂丛神经和锁骨下动脉的血管神经束，受前斜角肌压迫而产生的一系列神经血管压迫症状的疾病。本病多因外伤、劳损、先天斜颈、高位肋骨等刺激前斜角肌，使前斜角肌痉挛、肥大、变性而引起。此外，颈椎病、颈肋、第七颈椎横突过长及第一肋骨变异，或局部肿瘤等也可引起本病。本病的形成与神经血管束通过三角间隙有关：①先天性畸形：前、中斜角肌融合成一体。②前斜角肌肥大。③前斜角肌的附着点靠外，造成三角间隙的狭窄。以上3种情况均可使神经血管束受压而产生斜角肌症候群，主要出现血管、尺神经及正中神经受压症状。中医学认为气血瘀滞为本病的关键病机，肝血亏虚、风邪侵袭多为久病体虚迁延不愈的发病机制。本病多见于中年人，女性多于男性，右侧多于左侧，多见于弱力型体形。

【临床表现】

初期仅表现为颈部、肩背的僵硬、酸困、疼痛，随着病情的加重出现一侧颈部及锁骨上窝处连同一侧上肢出现疼痛、麻木及触电感，尤其前臂尺侧、手的无名指及小指更为明显，手握力减弱，患肢发凉，桡动脉搏动减弱或消失。触诊时在锁骨上窝部可摸到紧张、肥大而硬韧的前斜角肌肌腹，按压时有明显的压痛并向患肢放射，高举患肢则症状减轻，向下牵拉患肢则症状加剧。临床表现因受压组织不同而异。

（1）锁骨下动脉受压：其疼痛具有血管性疼痛性质，起病突然，开始时自颈部向上肢尤其是尺侧放射，疼痛以麻木、刺痛为主，疼痛部位界限不清。疼痛程度常随颈部和上肢位置改变而变化，颈部伸直时疼痛加重，项部屈曲时疼痛可缓解。当颈椎活动、深吸气、上肢上举外展时疼痛加剧，严重者可累及枕部和胸部。此外可有患肢发凉、发绀呈苍白色，以手部明显，尤其下垂时更加明显。患侧脉搏减弱，血压减低，可出现患肢水肿，严重者可有指端坏死、点状瘀斑等。

（2）臂丛神经受压：发生于长期病变者，臂丛下干受压，疼痛呈锐痛性质并向前臂内侧以及环指、小手指放射。日久出现受累区域及手部小肌肉，如大鱼际、小鱼际、蚓蚓肌及骨间肌等萎缩，肌力减弱。

（3）锁骨下动脉与臂丛神经同时受压：与颈肋症状相同。

【治疗手法】

1. 理筋止痛

（1）拿揉颈肩、上肢

嘱患者取正坐位，医者站于患者侧后方，在颈肩部和上肢施用拿揉法。力量要广泛且深透。施术时拇指与其余四指对合呈钳形，施以夹力，以掌指关节的屈伸运动所产生的力捏拿治疗部位，即捏而提起。拿时顺序应从上到下、从健侧到患侧，力量由小到大，力量作用层次从浅到深，前臂放松，手掌空虚，拿揉的方向要与肌腹垂直，动作要有连贯性，用力由轻到重，不可突然用力，注意指间关节不动。重点放松胸锁乳突肌和斜方肌，患者局部应有酸胀感。重点在颈部肌肉（前斜角肌、胸锁乳突肌、斜方肌）以及锁骨上窝处，操作5~8分钟（图3-18）。

（2）弹拨颈项部肌肉

嘱患者取正坐位，医者站于患者侧后方。弹拨前斜角肌、胸锁乳突肌，同时配合头部向健侧侧弯被动活动，弹拨手法宜缓并反复多次进行，直至指下感到痉挛松弛，最后在患侧肩、上肢配合揉、㨰法治疗。操作5~8分钟（图3-14）。

（3）点按翳风、扶突、天鼎、缺盆、极泉、肩外俞、曲池、合谷、内

关等穴

点按上述穴位使麻胀感达手指，以缓解局部肌肉痉挛状态。可配合指拨腋神经和小海穴，揉搓上肢而结束，操作5~8分钟（图3-29）。

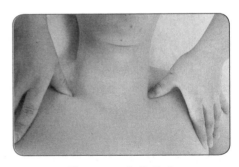

图 3-29　点按缺盆

2. 整复解压

（1）仰卧位颈部拔伸法

嘱患者取仰卧位，双肩紧靠床边，使头颈部悬于床外，助手站于患者一侧，双手置于患者双肩部，医者面向患者头侧而坐，一手置于患者下颌部，一手置于患者枕后，与助手同时向相反方向用力，徐徐拔伸患者颈椎（图3-20）。

（2）牵抖上肢

嘱患者取端坐位，肩臂放松，医者站于患者一侧，微屈膝成半弯腰状，用双手对称地握住患者的手腕部或尺桡关节远端，将上肢外展至70°~80°，用力做连续不断的小幅度的成波浪形的上下牵拽抖动1分钟左右。医者在操作时，牵拽抖动的幅度小，但频率要快，1分钟200~300次，并要微微用力向上送，使牵拽抖动的作用似一浪推一浪地向前，将力送到肩关节，看起来肘部、肩关节及整个臂部都有抖动，以达到舒筋通络、滑利关节的目的（图3-30、图3-31）。

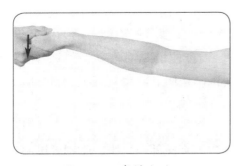
图 3-30　牵抖上肢 1

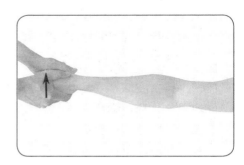
图 3-31　牵抖上肢 2

（3）颈椎拔伸旋转复位法

嘱患者取正坐位，医者站于患者身后。医者一手置于患者枕后，另一手以肘部托起患者下颌，然后用力轻轻拔伸颈部，并环转摇晃颈椎5~6次，再在拔伸的基础上旋转颈椎，当感到有阻力时，在有控制的情况下突然加大旋转幅度，左、右各旋转 1 次（图 3–13）。

【手法技巧】

运用颈部拔伸法时动作要稳而缓和，均匀而持续。开始拔伸时用力要由小到大逐渐增加，施力循序渐进，切忌用迅猛的暴力。运用牵拽抖动法时首先动作要有连续性，牵拽抖动的幅度不宜太大，频率要快，牵抖上肢每分钟约 200 次，牵抖下肢每分钟约 100 次，且具有节奏感；其次，牵拽抖动时频率要由慢而快，其力量可由轻到重，使力量传递到远端；另外，医者在操作时不能使患者有左右或前后的晃动。

【注意事项】

（1）在治疗期间用三角巾悬吊患肢，并注意颈部保暖。严密观察病情，防止肢体缺血加重。

（2）如症状较轻，无神经损伤症状，可试行康复疗法，适当休息，悬吊患肢，不提重物，肩部可做耸肩活动，局部热敷、按摩，前斜角肌肉行利多卡因封闭。试行 1 个月左右，如症状加重，影响生活与工作，应行手术治疗；适当给予体育疗法、理疗，最大限度地恢复肌肉功能。

第二节　胸段脊柱疾病

一、胸廓出口综合征

胸廓出口综合征是指臂丛神经、锁骨下动静脉在胸廓出口部位因各种原因受到卡压、激惹，而出现上肢及颈肩部疼痛、麻木、无力或肢端缺血为特征的症候群。病理基础是胸廓出口处骨性组织和软组织的解剖变异。骨性卡压约占 30%，包括第七颈椎横突过长，颈肋、第一肋骨变异，第一肋骨及锁骨骨折后骨痂形成，造成臂丛神经及锁骨下血管受压。软组织变异包括异常纤维束带，前、中斜角肌的先天性或后天性改变。

【临床表现】

本综合征主要表现为颈肩部酸痛和不适，可向肩肘部放射，患肢无力，可伴有头晕、耳鸣等症，或有较长时间的颈肩痛病史。

（1）神经受压

常见手指和手的尺神经分布区疼痛、感觉异常与麻木，也可见上肢、肩胛带和同侧肩背部疼痛并向上肢放射。晚期有感觉消失、运动无力、鱼际肌和骨间肌萎缩、4~5指伸肌麻痹形成爪形手等症状。臂丛神经以跨越第一肋骨的下干最易受压，上干受压的较少，主要表现是臂丛神经下干受压的症状。患者主要表现为患侧肩部及上肢疼痛、无力，发病早期疼痛为间歇性，可向前臂及手部尺侧放射，肩外展及内旋时疼痛加剧。严重者可出现前臂及手部尺侧的感觉异常，甚至出现肌肉瘫痪，肌肉瘫痪及萎缩以小鱼际肌及骨间肌为甚，表现为爪形手畸形，有时也存在大鱼际肌及前臂肌肉肌力减退。锁骨上区有压痛并向前臂放射。

（2）血管受压

一般患者不出现严重的血运障碍，当病变刺激血管时，可出现上肢套状感觉异常，患肢上举时感发冷，颜色苍白，桡动脉搏动减弱。锁骨下静脉严重受压时，则出现患肢远端水肿、发绀。血管严重受压时可出现锁骨下血管血栓形成，肢体远端血运障碍。

（3）特殊检查

肩外展试验、斜角肌挤压试验、锁骨上叩击试验、锁骨上压迫试验、肋锁挤压试验可为阳性。电生理检查在胸廓出口综合征的早期无特殊诊断价值，可能会出现 F 波延长，其他常无异常发现。晚期以尺神经运动传导速度在锁骨部减慢有较大的诊断价值。

【治疗手法】

1. 松解理筋

（1）揉颈、肩、背部

嘱患者取正坐位或俯卧位，医者站于患者一侧，广泛舒筋、放松肌肉。医者用手背小指侧着力于治疗部位，肘关节微屈，靠前臂旋转及腕关节屈伸产生的力持续地作用于肩背，反复数次；用指端或掌根着力于肩背，吸定，带动深层组织，不摩擦皮肤或滑动。重点在颈丛神经路径的肌群、斜角肌群。自上而下，力量由轻到重，操作5~8分钟。

（2）拿肩井

嘱患者取坐位，医者站于其身后，拿肩井（在肩上，当大椎穴与肩峰穴连线的中点）10 次，力度以患者能耐受为度。施术时医者一手的拇指与其余四指对合呈钳形，施以夹力，在施治部位做广泛且深透的拿法，拿时自上而下，放松肌肉。在做拿法时，医者前臂放松，手掌空虚，捏拿的方向要与肌腹垂直，动作要连贯，用力由轻到重，不可突然用力，应以掌指关节运动为主捏拿肌腹，指间关节不动（图 3-23）。

（3）拿揉上肢

嘱患者取正坐位，医者坐于其患侧，用轻柔的拿揉法从上臂经肘部沿前臂背侧治疗，往返操作 5~8 遍。施术时医者的拇指与其余四指对合呈钳形，施以夹力，以掌指关节的屈伸运动所产生的力，自上而下往返捏拿治疗部位，力量从小到大，作用层次由浅至深（图 3-18）。

（4）点按缺盆、极泉、天宗、肩井、曲池、内关以及肌肉附着处

嘱患者取俯卧位，医者站于患者侧后方，用拇指指间关节或肘尖点按，自上而下，缓慢用力向下渗透，操作约 3 分钟。

（5）拔伸上肢

嘱患者取端坐位，肩臂放松，医者站于患者一侧，微屈膝成半弯腰状，用双手对称地握住患者的手腕部或尺桡关节远端，将上肢外展至 70°~80°；助手从腋下抱住患者。医者和助手向相反方向用力（图3-32）。

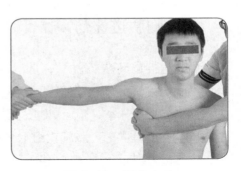

图 3-32　拔伸上肢

2. 整复解压

（1）仰卧位颈部拔伸法

嘱患者取仰卧位，双肩紧靠床边，使头颈部悬于床外，助手站于患者一侧，双手置于患者双肩部，医者面向患者头侧而坐，一手置于患者下颌部，一手置于患者枕后，与助手同时向相反方向用力，徐徐拔伸患者颈椎（图 3-21）。

（2）颈部旋转定位扳法

嘱患者取正坐位，医者站于患者侧后部，患者头略向前屈，将健侧之手置于头部（即头旋转方向对侧之手）。医者用一手拇指抵住患者偏歪的棘

突（向左偏歪用右手，向右偏歪用左手），一手扶住其对侧的下颌部，将头旋转至最大限度（棘突左偏头左旋，右偏则右旋），顶棘突之手拇指用力向对侧推按，双手同时用力推扳。要求动作准确到位，不可粗暴用力，听到小关节"咔嗒"声后完成。再向健侧旋转复位 1 次（图 3-3）。

【手法技巧】

操作时头转至最大角度后不可再过分扭转，双手协调，用力轻巧。顶棘突之手拇指抵住患者偏歪的棘突，不要左右移动。

【注意事项】

（1）要对疾病进行说明并做生活指导以消除患者的不安，避免做使症状恶化的动作，如持重或上肢上举等。

（2）需通过体态训练纠正患者的不良姿势，如避免长时间伏案工作、用橡皮带悬吊患肢等，不良姿势的改善可使肋锁间隙扩大及臂丛神经松弛。平时还应进行肩胛带周围肌肉的强化训练，以提高肌肉的持久力。

二、胸胁迸挫伤

胸胁迸挫伤又称"岔气"，是指在不正常的姿势下扭转胸廓、躯干引起的胸肋、肋椎关节和胸胁部软组织损伤。多因屏气用力，或准备不充分下骤然用力过猛，如提拉托举、搬运重物、扛抬负重时姿势不良，或跌仆或撞击胸部，引起胸肋、肋椎关节、胸部软组织甚至呼吸道和肺组织损伤，严重者引起气管、支气管破裂而合并气胸、纵隔气肿和皮下气肿等。中医认为，胸胁迸挫伤多以伤气为主，严重者可由气及血，引起气血两伤，经络受阻，不通则痛。

【临床表现】

有明显外伤史；伤后一侧胸胁部或肩部刺痛、闷胀，常沿肋间隙窜痛，范围较广，走窜不定，呼吸、咳嗽、活动时疼痛加重，局部肌肉紧张并有压痛。伤及呼吸道和肺组织者可见痰中带血，严重者面色青紫，心慌气急，胸胁胀痛，甚至咯血。轻者听诊呼吸音减弱，重者胸部叩诊呈鼓音，语颤减弱，气管移向健侧。肌纤维断裂处有固定压痛，胸廓挤压试验阳性，损伤部位可见青紫瘀斑和肿胀、压痛明显、拒按等。严重者 X 线片示肺内出血点聚集成片状阴影，并能排除骨折、错位。本病应与肋软骨炎、肋间神经痛、胸膜炎相鉴别。老年患者应排除脊柱肿瘤等骨关节病。

【治疗手法】

1. 调筋止痛

（1）掌摩胸胁、擦背部

嘱患者取正坐位，医者站于其患侧侧后方。先掌摩胸胁，着力部位紧贴体表，前臂连同腕部做缓和协调的环旋抚摩活动。最后用小鱼际紧贴皮肤，稍用力下压并做上下向或左右向直线往返摩擦，使之产生一定的热量。操作5~8分钟（图3-33）。

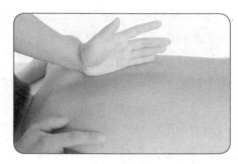

图3-33　擦背部

（2）点按章门、期门、大包、膻中及相应背俞穴

嘱患者取正坐位，医者站于患者侧后方，以一手扶患者肩部，另一手拇指点按局部痛点约1分钟。施术时以拇指指端着力，持续按压穴位，即为点法，也称点穴。在点穴时配合瞬间加大力度点按人体的穴位，即为点按。注意施术时手指应用力保持一定姿势，避免在点的过程中出现手指过伸或过屈，造成损伤。操作约5分钟（图3-34、图3-35）。

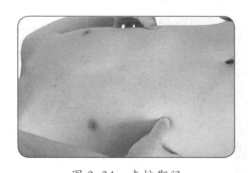

图3-34　点按期门

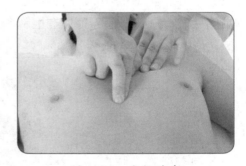

图3-35　点按膻中

2. 松解整复

（1）牵臂扩胸法

嘱患者取坐位，医者一手握住患侧肘部，另一手五指分开与患者十指交握，握住手背部，两手密切配合，同时用力向上方直线牵拉上肢，使胸肋部肌肉有牵拉感，反复操作2~3次（图3-36）。

（2）摇臂按胸法

嘱患者取仰卧位，医者站于一旁，一手按于患者胸胁部，另一手握住患者手腕部，将患者手臂抬离床面，反复向上摇动手臂，并施加向上牵拉的力（图3-37）。

（3）胸椎对抗复位扳法

嘱患者取坐位，双手交叉相扣抱头。医者站于患者身后，双手从患者腋下穿过，反手抱住患者两肩前部，用膝盖顶住患者胸椎向后突起的患椎棘突，在其胸椎与医者膝盖之间垫一块毛巾。令患者后仰，医者双手和膝盖先轻轻反方向晃动几次，使力传到要扳的关节处。医者双手向后扳患者的双肩，膝盖向前顶患椎，可听到一声或几声"咔嗒"响（图3-38）。

（4）上胸椎后伸扳法

嘱患者取坐位，两上肢上举180°，两手掌交叉重叠，医者站于其侧后方，一手拇指面顶住在上胸段正位胸椎的棘突上，一手在前用前臂抱按住患者两上臂下端近肘关节处。然后让患者挺胸至有阻力时，医者抱按患者上肢之手向后扳动其双上肢。同时，另一手抵按棘突之拇指向前快速推按患者棘突，使后突的胸椎向前复位（图3-39）。

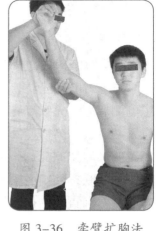

图3-36　牵臂扩胸法

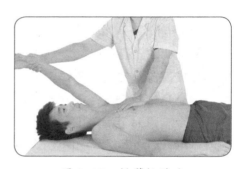

图3-37　摇臂按胸法

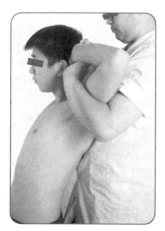

图3-38　胸椎对抗
复位扳法

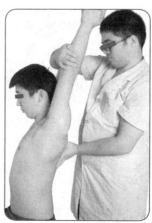

图3-39　上胸椎后伸扳法

（5）拍打背部法

嘱患者端坐在矮凳上。医者站于其患侧，面向患者，用左手从患者的左侧腋下由前到后穿过，以左前臂在其左腋窝下将其左肩抬起。嘱患者深呼吸，在吸气末时憋气，在患者憋气的一瞬间，医者迅速用右手掌根部拍打患者胸椎以及横突关节处。手法完毕后，让患者自行活动，并问患者活动后有无不适感（图3-40）。

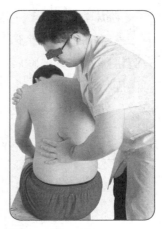

图3-40　拍打背部法

【手法技巧】

在患者放松的状态下，同时令患者深吸气，在患者慢慢呼气时，进行双手和膝盖相反方向扳动。不可逾越关节活动的生理范围，力量不宜过大，不可粗暴。不可盲目追求弹响声。运用拍打法时在患者憋气状态的瞬间，医者应抓住时机及时在患处进行拍打。拍打时，用力要适中，不可过猛过大。诊断不明的脊柱外伤或带有脊髓损伤症状的患者禁用此法。

【注意事项】

（1）治疗期间注意休息和保暖，防止疲劳和受凉。平时轻微岔气可改变表浅呼吸，加深呼吸，呼气慢而深，用力向外呼气，这样可以吸进大量空气，满足运动时氧的需要，使呼吸肌放松下来，可消除疼痛。

（2）运动前做好热身准备活动，避免突然剧烈运动。调整呼吸节奏，将呼吸节奏与跑步频率配合起来。

三、胸背肌筋膜炎

胸背肌筋膜炎是因劳损或风寒湿邪侵犯，导致胸背筋膜和肌肉损伤、粘连或变性，刺激神经引起疼痛的病症。由于身体姿势不良，使得背部肌肉、筋膜处于伸展状态，长时间反复处于这种状态，导致局部血液循环减慢，出现疲劳、产生炎症。背部软组织的急性损伤没有得到及时治疗或治疗不彻底，加之风寒湿邪侵袭，以及背部软组织的反复损伤，产生纤维性病变而肥厚，肥厚的组织又刺激周围的其他软组织，出现恶性循环，产生疼痛不适。

【临床表现】

患者初起感胸背不适、麻痹胀感，逐渐出现背部疼痛，肌肉僵硬发板，有沉重感，或牵涉胸痛、胁痛；疼痛常与天气变化有关，阴雨天及劳累后可使症状加重，有时会有局部发凉、麻木、肌肉痉挛等。背部有固定压痛点或压痛较为广泛，上部胸椎旁或肩胛内侧有压痛或触及索状改变，腰背功能活动大多正常。影像学诊断未发现胸椎及肺心病变。

【治疗手法】

1. 舒筋活血止痛

（1）擦揉肩背

嘱患者取正坐位或俯卧位，医者站于其身侧。医者施擦揉法于患者肩背部，广泛舒筋、放松肌肉，重点是背部脊柱两侧、肩胛内侧缘的区域，疼痛及结节部位更是重中之重。自上而下，力量由轻到重。操作5~8分钟。

（2）弹拨竖脊肌

用拇指或掌根弹拨竖脊肌，对压痛点及条索状物进行重点弹拨。可松解粘连，解除痉挛。操作约3分钟（图3-41）。

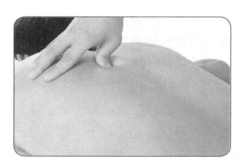

图 3-41　弹拨竖脊肌

（3）点按风池、大椎、肩井、肩外俞、天宗、肝俞、夹脊穴等穴

医者以拇指或肘尖点按，缓慢用力向下渗透。操作约3分钟（图3-42）。

（4）擦背部腧穴

用手掌小鱼际沿背部膀胱经、督脉的走行部位自上而下直擦治疗2分钟，以透热为度，具有温经散寒、活血通络之功效（图3-43）。

2. 松解整复

（1）扩胸牵引扳法

嘱患者取坐位，双手十指交叉扣住抱于枕后部，医者站于其后方，以一侧膝关节抵住其

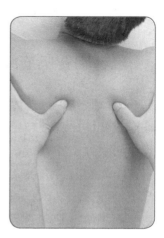

图 3-42　点按夹脊穴

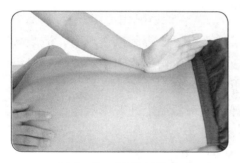

图 3-43　擦背部腧穴

（2）胸椎对抗复位扳法

嘱患者取坐位，双手交叉相扣抱头。医者站立于患者身后，双手从患者腋下穿过，反手抱住患者两肩前部，用膝盖顶住患者胸椎向后突起的患椎棘突，在其胸椎与医者膝盖之间垫一块毛巾。令患者后仰，医者双手和膝盖先轻轻反方向晃动几次，使力传到要扳的关节处。医者双手向后扳患者的双肩，膝盖向前顶患椎，可听到一声或几声"咔嗒"响（图 3-38）。

背部病变患椎处，双手分别握住两肘部。先嘱患者做前俯后仰运动，并配合深呼吸。前俯时呼气，后仰时吸气。如此反复活动数次后，待患者身体后仰至最大限度时，医者随即将其两肘部向后方突然拉动，膝部向前抵，常可听到"咔嗒"响声（图 3-44）。

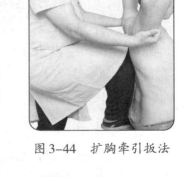

图 3-44　扩胸牵引扳法

【手法技巧】

运用整复手法要在患者放松的状态下，同时令患者深吸气，在患者慢慢呼气时，进行双手和膝盖相反方向扳动。不可逾越关节活动的生理范围，力量不宜过大，不可粗暴。不可盲目追求弹响声。

【注意事项】

避风寒，注重局部保暖，卧板床；加强腰背肌功能锻炼；必要时可用痛点封闭治疗。避免长期劳累。长期伏案工作，颈背部的肌肉处于持续紧张状态，便会产生慢性劳损，导致颈肩肌筋膜炎的发生。

四、胸椎小关节紊乱症

胸椎小关节紊乱症又称胸椎小关节错缝（位）、胸椎小关节滑膜嵌顿，俗称椎骨错缝、筋出槽等，有西医学者称之为"椎体的微小位移"。胸椎小关节在外伤、劳损、蜕变、长期处于某种不良体位等因素作用下，造成胸脊柱失稳，引起胸椎小关节错位，导致神经、血管等软组织功能受到伤害而出现相应的症状、体征，称为胸椎小关节紊乱症。随着人类生活、工作节奏的不断加快以及劳动的密集化，其发病率日益上升并影响工作效率和生活质量。

【临床表现】

有慢性劳损或外伤史。患者呈痛苦面容，头颈仰俯、转侧困难，常保持固定体位（多为前倾位），不能随意转动；部分患者以颈肩痛、胸胁痛为主诉，疼痛表现形式多样。轻者表现为错位节段局部明显疼痛和不适；重者可引起韧带撕裂、后关节错位，表现为"岔气"，牵掣颈肩作痛，且感季肋部疼痛不适、胸闷、胸部压迫堵塞感，入夜翻身困难，以及相应脊神经支配区域组织的感觉和运动功能障碍。触诊发现病损处胸椎棘突偏离中轴线，或后凸、前凹，其偏歪一侧软组织局限性压痛，肌紧张，棘上韧带可摸到条索状硬块。胸椎 X 线片一般无异常发现，或发现退行性改变。

【治疗手法】

1. 舒筋活血

（1）揉背部

嘱患者取俯卧位，医者站于其身侧。医者施揉法于患者后背部，放松疼痛部位周围的肌肉，自上而下，力量由轻到重。操作约 5 分钟。

（2）按揉捏脊法

沿竖脊肌及椎旁三指或五指提挤耸起皮肤自上而下。反复操作 3 次（图 3-45、图 3-46）。

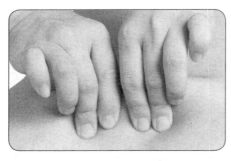

图 3-45　三指捏脊

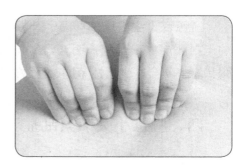

图 3-46　五指捏脊

（3）点按足太阳膀胱经经穴

沿足太阳膀胱经的循行路线，采用拇指或双拇指重叠向下垂直按压。自上而下，力量由轻到重。操作约3分钟（图3-47）。

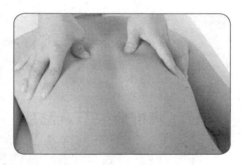

图 3-47　点按膀胱经经穴

2. 整复错位

（1）俯卧下压冲击法

嘱患者取俯卧位，双手自然分放于床两侧，头面转向右侧（若错位椎体棘突偏左时，头面俯卧向左侧）。医者站于床头，双掌根部按于患椎上下椎，令患者呼吸。当其呼气约1/2时，双手同时用一冲击压力下按，由于患者头姿及医者左右手作用力有旋转推压作用，故能使后突且旋转错位的关节复位（图3-48）。

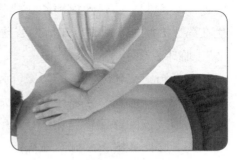

图 3-48　俯卧下压冲击法

（2）胸椎对抗复位扳法

本法适用于上段胸椎的复位。嘱患者取坐位，双手交叉相扣抱头。医者站于患者身后，双手从患者腋下穿过，反手抱住患者两肩前部，用膝盖顶住患者胸椎向后突起的患椎棘突，在其胸椎与患者膝盖之间垫一块毛巾。令患者后仰，医者双手和膝盖先轻轻反方向晃动几次，使力传到要扳的关节处。医者双手向后扳患者的双肩，膝盖向前顶患椎，可听到一声或几声"咔嗒"响（图3-38）。

【注意事项】

（1）要排除手法的禁忌证，最好利用影像学排除肿瘤、结核、骨折、骨质疏松等病。胸椎小关节紊乱症的推法复位方法临床有多种，可以根据实际情况选用，但是用力要适度，不能造成胸廓的损伤；对于老人、孕妇及体弱者要慎重应用。

（2）平常注意动作协调，注意保暖，避免伏案过于劳累。经常做扩胸

113

锻炼，对于本病的预防有益。

（3）其他对部分慢性病可用辅助疗法如理疗、超短波治疗或以地塞米松磷酸钠做小关节突间关节封闭，穿刺点在横突直下 3~4cm 处。

五、胸椎后关节紊乱症

胸椎后关节紊乱症又称"胸椎后关节滑膜嵌顿""胸椎后关节错缝"，是指上个胸椎的下关节突与下个胸椎的上关节突构成的关节，因受外界旋转力向侧方偏离，导致疼痛和功能障碍等一系列症状的一种脊柱病。多发生在第 3~8 胸椎，以青壮年体力劳动者多见。

【临床表现】

有外伤史或长期不良姿势史，起病往往发生在上肢突然上举拿物、穿衣及乘车拉扶手突然急刹车时。伤后渐觉后背部如负重物，牵掣疼痛、咳嗽、喷嚏及夜间背部疼痛加重，走路或活动时常有阵发性疼痛，有时疼痛向前胸、腰部放射；局部有压痛点，脊柱被动活动受限。不能久坐，需经常变换体位，以缓解背部不适。患处肌肉痉挛，有凹陷或突起、偏斜等轻度畸形，压痛明显；脊柱 X 线片约有半数以上示棘突偏歪。临床应与菱形肌损伤、腰背肌风湿症相鉴别。前者疼痛在脊柱侧方；后者疼痛广泛而无外伤史，对气候变化反应敏感。

【治疗手法】

1. 松解调筋

（1）掖揉肩背

嘱患者取正坐位或俯卧位，医者站于其身侧。医者施掖揉法于肩背部，广泛舒筋、放松肌肉，重点是背部脊柱两侧、肩胛内侧缘的区域。疼痛及结节部位为重中之重。自上而下，力量由轻到重。操作 5~8 分钟。

（2）弹拨背部压痛点及肌肉痉挛处

嘱患者取正坐位，医者站于其患侧侧后方，用拇指指端弹拨局部痛点，每处各约 1 分钟。施术时力集中于指端，以拇指端施力，其余四指放置于肢体另一侧起辅助支撑作用，将着力的指端插入肌筋缝隙之间，由轻而重，由慢而快地弹而拨之。操作约 5 分钟。

（3）点按背部夹脊穴和膀胱经穴

嘱患者取俯卧位，医者站于患者侧后方，用拇指指间关节或肘尖点按。自上而下，缓慢用力向下渗透，操作约3分钟（图3-42）。

（4）捏脊疗法

两手沿脊柱两旁，由下而上连续地捏提肌肤，边捏边向前推进，自尾骶部开始，一直捏到项枕部为止（一般捏到大椎穴，也可延至风府穴）。重复3~5遍后，再按揉夹脊穴2~3次。一般每天或隔天捏脊1次（图3-45、图3-46）。

2. 整复错位

（1）俯卧下压冲击法

嘱患者取俯卧位，双手自然分放于床两侧，头面转向右侧（若错位椎体棘突偏左时，头面俯卧向左侧）。医者站于床头，双掌根部按于患椎上下椎，令患者呼吸。当其呼气约1/2时，双手同时用一冲击压力下按，由于患者头姿及医者左右手作用力有旋转推压作用，故能使后突且旋转错位的关节复位（图3-48）。

（2）胸椎对抗复位扳法

嘱患者取坐位，双手交叉相扣抱头。医者站于患者身后，双手从患者腋下穿过，反手抱住患者两肩前部，用膝盖顶住患者胸椎向后突起的患椎棘突，在其胸椎与医者膝盖之间垫一块毛巾。令患者后仰，医者双手和膝盖先轻轻反方向晃动几次，使力传到要扳的关节处。医者双手向后扳患者的双肩，膝盖向前顶患椎，可听到一声或几声"咔嗒"响（图3-38）。

【手法技巧】

在患者放松的状态下，同时令患者深呼吸，在患者慢慢呼气时，进行双手和膝盖相反方向扳动。不可逾越关节活动的生理范围，力量不宜过大，不可粗暴。不可盲目追求弹响声。诊断不明的脊柱外伤或带有脊髓损伤症状的患者禁用此法。

【注意事项】

（1）严禁搬抬重物；不要睡卧软床；注意保暖，防止受凉；老年骨质疏松、胸椎肿瘤或结核患者，应禁用推拿整脊。

（2）复位后可用跌打损伤膏药局部外贴；可适当进行腰背肌肉锻炼，

增强对外来暴力的抵御能力。

（3）推拿整脊是治疗本病的主要手段，疗效显著，应尽早施行，防止迁延成慢性损伤。

六、胸椎间盘突出症

胸椎间盘突出症的发病率比较低，但是随着各种检查手段的不断提高，该病的临床确诊率不断提高。青壮年时，髓核吸水性强，膨胀性大，纤维环一旦破裂，髓核因为压力过大而突出。年老髓核因为脱水而膨胀力减小，纤维环虽破裂，但髓核多不突出。本病临床虽然少见，但是一旦发生，其造成的病理损害比较严重，甚至可以引起瘫痪。这与胸椎管腔代偿性间隙小及胸椎血供差有关，尤其在第4胸椎至第9胸椎之间的血供最少。以下胸椎的发病率最高。

【临床表现】

疼痛是最常见的首发症状，根据突出的类型和节段，疼痛可为腰痛、胸壁痛或一侧、两侧下肢痛。咳嗽、打喷嚏或活动增加均可使疼痛症状加重；休息后上述症状可减轻。也可发生不典型的根性放射性疼痛，如第11、12胸椎间盘突出可产生腹股沟及睾丸疼痛。易与髋部及肾疾患相混淆。中胸段胸椎间盘突出症可表现为胸痛或腹痛。第1、2胸椎椎间盘突出可引起颈痛、上肢痛及 Horner 综合征，也需与颈椎病相鉴别。感觉障碍表现为麻木，也是最常见的首发症状之一。肌力减退和括约肌功能障碍也时有发生。

【治疗手法】

1. 松解调筋

（1）揉揉肩背

嘱患者取正坐位或俯卧位，医者站于其身侧。医者施揉揉法于患者肩背部，广泛舒筋、放松肌肉，重点是背部脊柱两侧、肩胛内侧缘的区域。疼痛及结节部位为重中之重。自上而下，力量由轻到重，操作5~8分钟。

（2）弹拨背部压痛点及肌肉痉挛处

嘱患者取正坐位，医者站于其患侧侧后方，用拇指指端弹拨局部痛点，每处各约 1 分钟。施术时力集中于指端，以拇指端施力，其余四指放置于肢体另一侧起辅助支撑作用，将着力的指端插入肌筋缝隙之间，由轻而重，由慢而快地弹而拨之，操作约 5 分钟（图 3-41）。

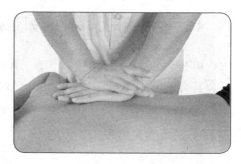

图 3-49　按胸椎

（3）按胸椎

嘱患者取俯卧位，医者双手重叠自上而下按压胸椎，操作 3 遍（图 3-49）。

2. 整复回纳

（1）胸椎对抗复位扳法

嘱患者取坐位，双手交叉相扣抱头。医者站于患者身后，双手从患者腋下穿过，反手抱住患者两肩前部，用膝盖顶住患者胸椎向后突起的患椎棘突，在其胸椎与医者膝盖之间垫一块毛巾。令患者后仰，医者双手和膝盖先轻轻反方向晃动几次，使力传到要扳的关节处。医者双手向后扳患者的双肩，膝盖向前顶患椎，可听到一声或几声"咔嗒"响（图 3-38）。

（2）胸椎旋转定位扳法

嘱患者取俯卧位，医者站于其一侧，一手手掌抵按在下段胸椎棘突处，一手手掌穿过腋下握于患者颈项部，两手协同做轻微俯仰动作，同时瞬间快速发力，使其后伸幅度扩大 5°~10°（图 3-50）。

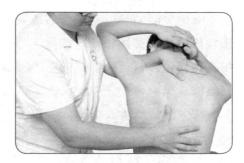

图 3-50　胸椎定位旋转扳法

【手法技巧】

当前屈至力点时再旋转椎体，此时不能再前屈，否则易改变应力点，不能扳动患椎。力量不宜过大，不可粗暴。不可盲目追求弹响声。

【注意事项】

上述手法只针对突出不严重可保守治疗的患者，严重者建议手术治疗。

七、胸椎棘上、棘间韧带损伤

胸椎棘上、棘间韧带损伤是指棘上和棘间韧带因积累性慢性损伤，导致脊柱中线部、脊柱一侧或两侧疼痛和活动功能障碍的一种病症。本病多由于长期从事弯腰劳动，使棘上、棘间韧带经常受到牵拉和挤压，从而发生局部无菌性炎症反应，刺激脊神经后支而引起；也有因棘上和棘间韧带急性损伤治疗不及时或反复受伤后迁延所致。

【临床表现】

有长期的慢性劳损或反复损伤史。疼痛在气候变化或劳累后加重，休息后减轻，常呈酸楚绵痛。可触及松弛的棘上韧带在损伤处呈片状或条索状，或有剥离感，在棘突或棘突间有轻重不等的压痛或酸胀感。脊柱中线部位疼痛常见于第 6 胸椎至第 9 胸椎、第 12 胸椎至第 2 腰椎棘突顶点及其两侧，无放射痛，可在弯腰及肩部活动时疼痛加重；或棘突间疼痛、弯腰活动受限，肌痉挛则较少见。X 线检查无异常。

【治疗手法】

1. 舒筋止痛

（1）按揉弹拨脊柱正中及两侧

嘱患者取俯卧位，医者站于患者一侧。医者先以拇指指面着力，按揉患病部位及其周围，重点按揉结节状或条索状物，使其消散。如有棘上韧带剥离移位时，用一手拇指在患部棘上韧带做与其呈垂直方向的弹拨，使其复位。操作 5~8 分钟。

（2）擦背部腧穴

医者以小鱼际着力，直擦腰背部督脉及两侧膀胱经，以透热为度。局部可配合湿热敷。操作 5~8 分钟（图 3-43）。

2. 整复调曲

（1）上胸椎后伸扳法

嘱患者取坐位，两上肢上举 180°，两手掌交叉重叠，医者站在其侧后方，一手拇指面顶住在上胸段正位胸椎的棘突上，一手在前用前臂抱按住患者两上臂下端近肘关节处。然后让患者挺胸至有阻力时，医者抱按患者上肢之手向后扳动其双上肢。同时，另一手抵按棘突之拇指向前快速推按患者棘突，使后突的胸椎向前复位（图3-39）。

（2）胸椎对抗复位扳法

嘱患者取坐位，双手交叉相扣抱头。医者站于患者身后，双手从患者腋下穿过，反手抱住患者两肩前部，用膝盖顶住患者胸椎向后突起的患椎棘突，在其胸椎与医者膝盖之间垫一块毛巾。令患者后仰，医者双手和膝盖先轻轻反方向晃动几次，使力传到要扳的关节处。医者双手向后扳患者的双肩，膝盖向前顶患椎，可听到一声或几声"咔嗒"响（图3-38）。

【手法技巧】

运用俯卧位抬肩扳法时要让患者放松，保持自然呼吸。旋转到有阻力时，增大扳动的幅度，要控制在5°左右。运用后伸扳法时抵按胸椎的拇指定位要准确。在快速扳动时，拇指要用较大的力量向前抵按住着力部位，固定患者上身不向后倾，以保证扳动的力点在患部。

【注意事项】

平时既要加强腰部肌肉锻炼，又要注意劳逸结合，避免长时间从事弯腰劳动和运动，在劳动中尽可能变换姿势，避免腰部损伤。注意腰部保暖，防止受凉。

第三节　腰段脊柱疾病

一、腰背肌筋膜炎

腰背肌筋膜炎属于中医学"痹证"范畴，又称"腰肌纤维炎""腰背部软组织劳损"等，是由于各种原因出现的慢性劳损和感受风、寒、湿引起腰背部肌肉的急性或慢性疼痛、活动受限等症状为主的疾病。若治疗不当，症状可加重。本病是临床上一种常见病、多发病，且缠绵难愈，常发于中年人。

【临床表现】

腰背部酸痛、肌肉僵硬发板、有沉重感，疼痛常与天气变化有关，阴雨天及劳累后可使症状加重。腰背部有固定压痛点或压痛较为广泛，背部肌肉僵硬，沿竖脊肌走行方向常可触及条索状改变。重压肌筋膜区皮下结节，除在该点有酸胀感外，还可在该点周围或距离稍远区域引发疼痛或肌紧张。X线检查无异常。

【治疗手法】

（1）循经揉揉腰部

嘱患者取俯卧位，医者站于其身侧，用小指、无名指、中指背侧及掌指关节着力于腰部，以小指掌指关节背侧为支点，肘关节伸直，靠前臂旋转及腕关节屈伸产生的力作用于治疗部位。再用手掌着力于治疗部位，向下按压后做轻柔和缓的环旋活动以按揉，施术时沿两侧膀胱经由上而下往返施术3~5遍，用力由轻到重。操作5~8分钟（图3-51）。

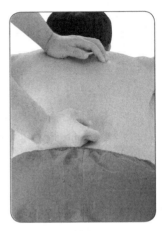

图3-51　循经揉揉腰部

（2）点按背俞穴及膀胱经穴

嘱患者取俯卧位，医者站于其身侧，用双手拇指点揉肾俞、大肠俞、小肠俞、八髎等穴各约1分钟，力度以有酸胀为度。施术时先将拇指指端置于施术部位用力向下按压后，再加以环旋揉动。注意点揉时拇指需吸定治疗部位，速度和缓不急，幅度要适中。配合掌推腰背，患者取俯卧位，医者站于其身侧，用手掌着力于患者后背部，从上至下分别推背部督脉、两侧夹脊、足膀胱经，每条经推3~5遍（图3-52）。

（3）弹拨骶棘肌

嘱患者取俯卧位，医者站于其身侧，两拇指用力向下，深按于骶棘肌的内侧缘，而后拇指向外推揉骶棘肌进行弹拨，在痛点及肌痉挛处上

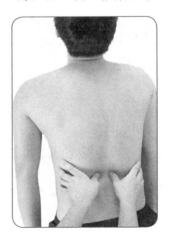

图3-52　点按背俞穴

下弹拨3~5遍，以达到松解粘连、解痉止痛的目的。施术时力集中于指端，以拇指端施力，其余四指放置于肢体另一侧起辅助支撑作用，将着力的指端插入肌筋缝隙之间或肌筋的起止点，由轻而重，由慢而快地弹而拨之（图3-53）。

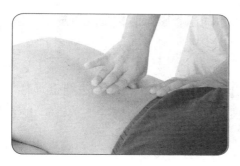

图 3-53　弹拨骶棘肌

约 2 分钟（图 3-54、图 3-55）。

2. 整复调曲

（1）腰部拔伸法

嘱患者取俯卧位，双手拉住床沿或床栏杆，医者站于其一侧，可以固定患者髂嵴，也可以固定其双侧踝关节，用力向后拔伸，医者可利用后蹬或后仰，加强牵引，操作

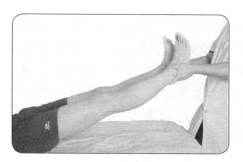

图 3-54　腰部拔伸法 1

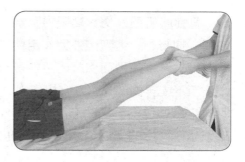

图 3-55　腰部拔伸法 2

（2）腰部斜扳法

嘱患者取侧卧位，患肢在上，屈膝屈髋；健肢在下，自然伸直，腰部要放松。医者面对患者站立，一手按住患者肩前部，另一手用肘部抵住其臀部，双手协同向相反方向用力，即手掌将肩部向前推，肘部将髋臀部向后按，使患者腰部做被动扭转。当有明显阻力时，做一个增大幅度的突然扳动（图 3-56）。

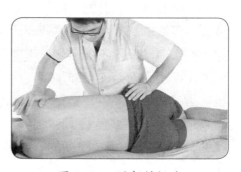

图 3-56　腰部斜扳法

【手法技巧】

拔伸部位在充分放松后进行，属于后期手法，常在扳法、摇法之前使用。动作缓慢，用力均匀，拔伸力要由小渐大，当力达到所需要求后，原力维持。操作时，患者应用力抓住床头，医者上身应顺势向后倾仰，以加

强拔伸牵引的力量。运用腰部斜扳法施术时患者腰部肌肉要充分放松，医者两手推扳力的交叉点应落在患椎上。

【注意事项】

生活中当以保护、预防为主，防止复发。有效的治疗方法结合理疗、按摩能够使患者快速恢复正常生活。日常要注意保暖，局部热敷，防止受凉。急性期注意休息。

二、急性腰肌扭挫伤

急性腰肌扭挫伤，属于中医学"闪腰""岔气"范畴，是指腰部肌肉、筋膜、韧带等软组织因外力作用使腰部活动范围过大，超过了腰部正常活动范围，过度牵拉而引起的急性撕裂伤，导致血脉凝滞，经络阻滞，从而卒痛而不能转侧。临床以有扭伤史、被迫体位、剧烈腰痛、弯腰行动受限、肌肉痉挛为特点。多发于青壮年男性，以体力劳动者多见，亦可见于平素缺乏体育锻炼的人群。多因负重过度，跌仆闪挫，导致气血运行不畅，脉络阻塞不通，不通则痛所致。在损伤部位可找到明显压痛点。

【临床表现】

有明显腰部扭伤史，伤后立即出现腰部一侧或两侧剧烈疼痛，多为持续性，可牵掣臀部及下肢疼痛，活动时加重，休息时亦不能缓解，病情严重者腰部活动受限不能转侧，不能翻身或直弯腰，在咳嗽、喷嚏、大声说话或腹部用力时可使疼痛加剧。检查：早期有明显的局限性压痛点，一般压痛点就是损伤部位，是对于疼痛的一种保护性反应，多数患者有腰部肌肉痉挛，多发生在骶棘肌和腰背筋膜，继而又可引起脊柱生理性曲线的改变，多表现为不同程度的脊柱侧弯。新伤局部微肿、肌肉压痛，表示伤势较轻；如红肿、疼痛较甚，关节屈伸不利，表示伤势较重。陈伤一般肿胀不明显，常因风寒湿邪侵袭而反复发作。腰部有明显的疼痛部位及局限性压痛点，伴有腰肌紧张与脊柱侧弯，或牵扯性下肢疼痛。若是韧带损伤，在腰前屈时疼痛明显或加重、伸腰时无显著改变。若是肌肉和筋膜损伤，转动伸屈腰部时均可使疼痛加重。在前屈姿势下旋转腰部，若活动受限或疼痛增剧，则系腰椎小关节的损伤。X线片检查多无明显异常提示。

【治疗手法】

1. 理筋止痛

（1）按腰部

嘱患者取仰卧位，医者站于其身侧，双手掌沿膀胱经走行自背部至臀部做按揉，广泛舒筋、放松肌肉。重点是脊柱正中及腰椎两侧的区域，局部疼痛及结节部位为重中之重。以达到改善局部血液循环、缓解肌肉痉挛的目的。按揉自上而下，力量由轻到重。操作 5~8 分钟（图 3-57）。

（2）弹拨腰背肌

嘱患者取俯卧位，医者站于其患侧侧后方，用拇指指端弹拨局部痛点。施术时力集中于指端，以拇指端施力，其余四指放置于肢体另一侧起辅助支撑作用，将着力的指端插入肌筋缝隙之间，由轻而重，由慢而快地弹而拨之。操作约 3 分钟（图 3-58）。

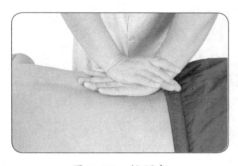

图 3-57　按腰部

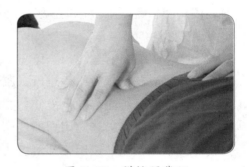

图 3-58　弹拨腰背肌

（3）点按背俞穴及膀胱经经穴

嘱患者取俯卧位，医者站于其身侧，用双手拇指点揉肾俞、大肠俞、小肠俞、八髎等穴各约 1 分钟，力度以有酸胀为度。施术时先将拇指指端置于施术部位用力向下按压以后，再加以环旋揉动。注意点揉时拇指需吸定治疗部位，速度和缓不急，幅度要适中。配合掌推腰背，患者取俯卧位，医者站于其身侧，用手掌着力于后背部，从上至下分别推背部督脉、两侧夹脊、足膀胱经，每条经推 3~5 遍（图 3-52）。

（4）分推腰部

嘱患者取俯卧位，医者双手掌由中间向两边分推（图 3-59）。

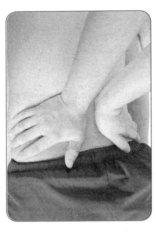

图 3-59　分推腰部

2. 松解复位

（1）腰部拔伸法

嘱患者取俯卧位或仰卧位，双手拉住床沿或床栏杆，医者站于其一侧，可以固定患者髂嵴，也可以固定患者双侧踝关节，用力向后拔伸，医者可利用后蹬或后仰，加强牵引（图 3-54、图 3-55）。

（2）腰部斜扳法

嘱患者取侧卧位，患肢在上，屈膝屈髋；健肢在下，自然伸直，腰部要放松。医者面对患者站立，一手按住患者肩前部，另一手用肘部抵住其臀部，双手协同向相反方向用力，即手掌将肩部向前推，肘部将髋臀部向后按，使患者腰部做被动扭转。当有明显阻力时，做一个增大幅度的突然扳动（图 3-56）。

【手法技巧】

拔伸部位在充分放松后进行，属于后期手法，常在扳法、摇法之前使用。动作缓慢，用力均匀，拔伸力要由小渐大，当力达到所需要求后，原力维持。操作时，患者应用力抓住床头，医者上身应顺势向后倾仰，以加强拔伸牵引的力量。运用腰部斜扳法施术时患者腰部肌肉要充分放松，医者两手推扳力的交叉点应落在患椎上。

【注意事项】

（1）受伤后适当限制扭伤局部的活动，避免加重损伤；运动宜适度，避免再度扭伤；扭伤早期应配合冷敷止血，然后予以热敷，以助消散；注意休息，重者需休息 2~3 周。初期宜睡硬板床，对恢复有一定帮助；局部要注意保暖，避免风寒湿邪的侵袭。

（2）掌握正确的劳动姿势，如扛、抬重物时要尽量让胸、腰部挺直，髋膝部屈曲，起身应以下肢用力为主，站稳后再迈步，搬、提重物时，应取半蹲位，使物体尽量贴近身体；尽量避免弯腰性强迫姿势工作时间过长。

三、慢性腰肌劳损

腰肌劳损属于中医学"腰痛"范畴，是指腰部肌肉及其附着点筋膜，甚至骨膜的慢性损伤性炎症，是腰腿痛中最常见的疾病，又称为功能性腰痛、慢性下腰劳损等。腰部受力最集中，长期反复发作的腰背部疼痛，呈钝性胀痛或酸痛不适。病因病机为寒湿外袭，阻滞腰络；或跌打损伤，气血瘀滞；或肾精亏虚，腰府失养。腰痛在腰脊正中部，为督脉病证；疼痛部位在腰脊两侧，为足太阳经病证。

【临床表现】

腰骶部一侧或两侧酸痛不舒，时轻时重，缠绵不愈。酸痛在劳累后加剧，休息后减轻，并与天气变化有关。腰部活动基本正常，偶有牵掣不适感，不耐久坐久站，不能胜任弯腰工作。弯腰稍久，便直腰困难。患者多有长期腰痛史，反复发作。急性发作时，症状明显加重，重者出现腰脊柱侧弯、下肢牵掣作痛等症状。腰部有压痛点，多在骶棘肌处，髂骨脊后部、骶骨后骶棘肌止点处或腰椎横突处。腰部外形及活动多无异常，也无明显腰肌痉挛，少数患者腰部活动稍受限。

【治疗手法】

1. 舒筋通络

（1）循经揉腰部

嘱患者取俯卧位，医者站于其身侧，用小指、无名指、中指背侧及掌指关节着力于腰部，以小指掌指关节背侧为支点，肘关节伸直，靠前臂旋转及腕关节屈伸产生的

力作用于治疗部位。再用手掌着力于治疗部位，向下按压后做轻柔和缓的环旋活动以按揉，施术时沿两侧膀胱经由上而下往返施术 3~5 遍，用力由轻到重。操作 5~8 分钟（图 3-51）。

（2）点按背俞穴及膀胱经穴

嘱患者取俯卧位，医者站于其身侧，用双手拇指点揉肾俞、大肠俞、小肠俞、八髎等穴各约 1 分钟，力度以有酸胀为度。施术时医者先将拇指指端置于施术部位用力向下按压后，再加以环旋揉动。注意点揉时拇指需吸定治疗部位，速度和缓不急，幅度要适中。配合掌推腰背，患者取俯卧位，医者

站于其身侧，用手掌着力于后背部，从上至下分别推背部督脉、两侧夹脊、足膀胱经，每条经推 3~5 遍（图 3-52）。

（3）弹拨骶棘肌

嘱患者取俯卧位，医者站于其身侧，两拇指用力向下，深按于骶棘肌的内侧缘，而后拇指向外推揉骶棘肌进行弹拨，在痛点及肌痉挛处上下弹拨 3~5 遍，以达到松解粘连、解痉止痛的目的。施术时力集中于指端，以拇指端施力，其余四指放置于肢体另一侧起辅助支撑作用，将着力的指端插入肌筋缝隙之间或肌筋的起止点，由轻而重，由慢而快地弹而拨之（图 3-53）。

（4）横擦腰骶

嘱患者取俯卧位，医者站于其身侧，横擦患者腰骶部肾俞、命门处，反复操作约半分钟。施术时以手的尺侧置于患者腰骶部，做横向直线往返擦动，以局部皮肤微红温热为度。本法浮而不沉，作用于肌肤，滑而不滞，比摩法速度快，着力持续连贯，速度均匀而和缓。操作约 3 分钟（图 3-60）。

2. 整复调曲

（1）腰部斜扳法

嘱患者取侧卧位，患侧在上，健侧自然伸直，患肢尽量屈膝屈髋，医者面对患者站立，用两手或两肘分别扶患者的肩部及臀部，嘱患者放松做相反方向的用力扳动，使腰部被动扭转，当扭转到有阻力

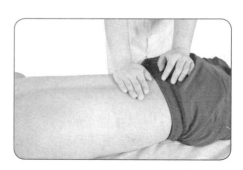

图 3-60　横擦腰骶

时再施加一个增大幅度的猛推，此时常可听到响声（图 3-56）。

（2）屈髋屈膝法

嘱患者取仰卧位，双下肢并拢，屈髋屈膝。医者双手按压患者膝前，使患者在极度屈髋屈膝时牵拉腰背肌，同时做左右环旋摇动（图 3-61）。

【手法技巧】

运用腰部斜扳法时要注意使用巧力，不可用力粗暴，且在运用扳法之

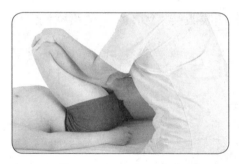

图 3-61　屈髋屈膝法

前应该充分放松腰部肌肉。

【注意事项】

（1）疼痛初期宜休息，卧硬板床；缓解期加强功能锻炼，经常改变体位。

（2）避免寒湿、湿热侵袭，改善阴冷潮湿的生活、工作环境，勿坐卧湿地，勿冒雨涉水。注重劳动时腰部用力应适当，不可强力举重，不可负重久行，坐、卧、行走保持正确姿势，若需做腰部用力或弯曲的工作时，应提前适当活动腰部。注意避免跌、仆、闪、挫。

四、第三腰椎横突综合征

第三腰椎横突综合征属中医学"腰痛"范畴，其详细的发病机制还不清楚，是以积累性损伤引起的急慢性肌筋膜腰痛的表现，系常见的软组织疼痛性疾病。创伤反应、血肿粘连、瘢痕挛缩、筋膜变厚等，致使腰神经后外侧支在穿过病变部位时受到"卡压"，第三腰椎横突特别长，且呈水平位伸出是其特征。第三腰椎正位于腰椎生理前凸的顶点，为承受力学传导的重要部位，且横突上有腰大肌和腰方肌的起点，亦有腹横肌、背阔肌的深部筋膜附着于其上，还有一些小的肌肉附着，腰部和腹部肌肉强力收缩时，此处受力最大，易致附着的肌肉撕裂损伤，因损伤后激发的无菌性炎症，使邻近神经发生纤维变性，引起第三腰椎横突综合征。此病尤以青壮年多见，大多数患者都有损伤史，与腰部活动范围广、负重多有关，特别是经常弯腰或突然扭转；动作不协调时则更易发生。

【临床表现】

可见腰部酸痛，也可剧痛，活动受限，严重时影响日常生活及工作。疼痛可达臀部及大腿前方。腰部后仰不痛，向对侧弯腰受限。重要的体征是第三腰椎横突外缘，相当于第三腰椎棘突旁 4cm 处，尤其是瘦长型患者可触到横突尖端并有明显的压痛及局限性肌紧张或肌痉挛。按压时由于第二腰神经分支受刺激而引起放射痛达大腿及膝部。主要为腰痛及腰臀痛，少数患者的疼痛范围波及股后、膝下、内收肌及下腹部，有的腰臀痛沿大腿放射到小腿外侧，但无间歇性跛行。

【治疗手法】

1. 调筋止痛

（1）揉腰部

嘱患者取仰卧位，医者站于其身侧，双手掌沿膀胱经走行自背部至臀部做揉法，广泛舒筋、放松肌肉。重点揉第三腰椎横突部位，着重在局部疼痛及结节部位。可改善局部血液循环，缓解肌肉痉挛。自上而下，力量由轻到重。操作 5~8 分钟（图 3-62）。

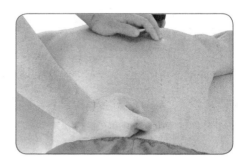

图 3-62　揉腰部

（2）点按背俞穴及膀胱经穴

嘱患者取俯卧位，医者站于其身侧，用双手拇指点揉肾俞、大肠俞、小肠俞、八髎等穴各约 1 分钟，力度以有酸胀为度。施术时医者先将拇指指端置于施术部位用力向下按压后，再加以环旋揉动。注意点揉时拇指需吸定治疗部位，速度和缓不急，幅度要适中。配合掌推腰背，患者取俯卧位，医者站于其身侧，医者用手掌着力于后背部，从上至下分别推背部督脉、两侧夹脊、足膀胱经，每条经推 3~5 遍（图 3-52）。

（3）弹拨腰背肌及第三腰椎横突

嘱患者取俯卧位，医者站于其患侧侧后方，用拇指指端弹拨局部痛点。施术时力集中于指端，以拇指端施力，其余四指放置于肢体另一侧起辅助支撑作用，将着力的指端插入肌筋缝隙之间，由轻而重，由慢而快地弹而拨之。操作约 3 分钟（图 3-63）。

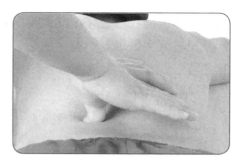

图 3-63　弹拨第三腰椎横突

2. 松解整复

（1）仰卧位摇腰法

嘱患者取仰卧位，两下肢并拢，自然屈膝屈髋，医者双手分别按住两膝关节，一手按患者膝关节，另一手按住足踝部，双手协同用力，带动腰部做顺时针或逆时针方向的摇转运动。

（2）俯卧位摇腰法

嘱患者取俯卧位，两下肢并拢自然伸直，医者一手按压患者腰部正中，一手从患者双下肢大腿前方穿过，抱起双下肢，做顺时针或逆时针方向的摇动，同时按压腰部的一手适当地施加一定的压力（图3-64）。

（3）腰椎后伸扳法

嘱患者取俯卧位，两手放在下颌下方或头前，两下肢并拢，自然伸直。医者站在患者侧面，以一手掌按住患者腰部，另一手托住其双侧或单侧膝关节近端，缓缓上抬其下肢，使腰部后伸，当后伸到最大限度时，两手同时用力做相反方向的扳动，可听到弹响声（图3-65）。

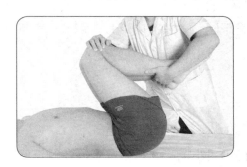

图 3-64　仰卧位摇腰法

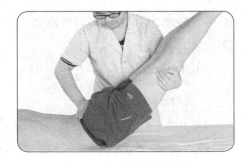

图 3-65　腰椎后伸扳法

【手法技巧】

腰椎摇法摇转的幅度要由小到大，逐渐增加；用力要稳，动作要缓和；摇转的方向和幅度要在生理许可的范围内进行，或在患者能够忍受的范围内进行。腰椎后伸扳法用力缓慢，直到腰部后伸到最大限度。

【注意事项】

佩戴腰围，保护腰部，日常生活中杜绝不正确姿势，避免长时间站、坐及弯腰提重物；注意腰部保暖，避免受风寒刺激；对于腰部急性损伤要及时医治。

五、腰椎小关节紊乱症

腰椎小关节紊乱症系指腰椎关节突关节因外力作用发生微小错动，不能自行复位而引起疼痛和功能障碍等。腰椎间小关节属微动关节，其稳定性有赖于椎间盘、关节囊、棘间韧带、前后纵韧带及其周围肌肉的维持。腰椎的活动是以椎小关节为枢轴，肌肉为动力。由于腰椎负重量与活动量较大，当腰椎扭伤或劳损致脊柱不稳，均可发生腰椎小关节紊乱（错缝）。患者多因腰部在不正确姿势下负重或突然的闪、扭致伤，常被误诊为急性腰肌扭伤。确切的诊断应是腰椎关节滑膜嵌顿，或称腰椎后关节紊乱症，俗称小关节紊乱。

【临床表现】

临床表现为腰痛、骶棘肌痉挛、腰椎小关节处深压痛。腰肌紧张痉挛，患椎棘突偏歪，棘旁压痛。严重者腰部活动明显受限。下肢无神经体征，直腿抬高试验阴性。X 线片可见小关节对称、关节间隙增大、重叠、退变增生等，有脊柱侧弯、腰椎生理前凸消失等继发改变。CT 可见关节突增生，关节间隙增宽，关节突关节退变，软骨下硬化，关节内碎骨、积液、积气等改变。

【治疗手法】

1. 松解调筋

（1）㨰、揉腰部

嘱患者取俯卧位，医者站于其身侧，用小指、无名指、中指背侧及掌指关节着力于腰部，以小指掌指关节背侧为支点，肘关节伸直，靠前臂旋转及腕关节屈伸产生的力作用于治疗部位。再用手掌着力于治疗部位，向下按压后做轻柔和缓的环旋活动以按揉，施术时沿两侧膀胱经由上而下往返施术 3~5 遍，用力由轻到重。操作 5~8 分钟（图 3-62）。

（2）点按背俞穴及膀胱经经穴

嘱患者取俯卧位，医者站于其身侧，用双手拇指点揉肾俞、大肠俞、小肠俞、八髎等穴各约 1 分钟，力度以有酸胀为度。施术时先将拇指指端置于施术部位用力向下按压后，再加以环旋揉动。注意点揉时拇指需吸定治疗部位，速度和缓不急，幅度要适中。配合掌推腰背，患者取俯卧位，医者站于其身侧，用手掌着力于后背部，从上至下分别推背部督脉、两侧夹脊、足膀胱经，每条经推 3~5 遍（图 3-52）。

（3）捏脊疗法

两手沿脊柱两旁，由下而上连续地夹提肌肤，边捏边向前推进，自尾骶部开始，一直捏到项枕部为止（一般捏到大椎穴，也可延至风府穴）。重复 3~5 遍后，再按揉夹脊穴 2~3 次。一般每天或隔天捏脊 1 次（图 3-45、图 3-46）。

2. 整复错位

（1）腰部拔伸法

嘱患者取俯卧位，双手拉住床沿或床栏杆，医者立其侧，可以固定患者髂嵴，也可以固定患者双侧踝关节，用力向后拔伸，医者可利用后蹬或后仰，加强牵引，拔 2 分钟左右（图 3-54、图 3-55）。

（2）腰部斜扳法

嘱患者取侧卧位，患肢在上，屈膝屈髋；健肢在下，自然伸直，腰部要放松。医者面对患者站立，一手按住患者肩前部，另一手用肘部抵住患者臀部，双手协同向相反方向用力，即手掌将肩部向前推，肘部将髋臀部向后按，使患者腰部做被动扭转。当有明显阻力时，做一个增大幅度的突然扳动（图 3-56）。

（3）叠搓法

嘱患者屈膝屈髋，如圆团状，医者一手按住患者双膝，另一手扶住颈背部，前后搓动数次（图 3-66）。

（4）腰部背法

医者和患者背靠背站立，医者双足分开，与肩同宽，呈半蹲位；患者双足并拢、直立。医者两臂分

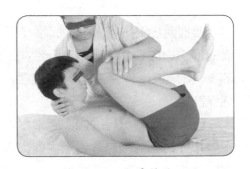

图 3-66　叠搓法

别自其腋下穿过，揽住患者双臂，接着弯腰将患者背起。此时医者的臀部尽量抵在患者腰痛明显的区段正中部分。然后嘱患者双腿自然下垂，腰背松弛；而医者则进行膝、髋两关节协调而有节奏的伸屈动作，并在伸直的

同时臀部用力，以振动患者腰部。如若患者不易放松，则可先使其左右晃动腰部，以便诱导肌肉松弛。以上动作可操作半分钟至1分钟。利用反背挺臀动作，使患者腰椎得到牵拉伸展，并结合摇晃、顶推、抖动等多种动作，使腰部松动，拉开椎间隙，自动纠正关节紊乱错缝（图3-67）。

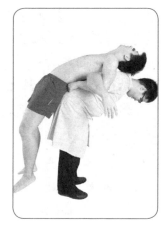

图3-67　腰部背法

【手法技巧】

拔伸部位在充分放松后进行，属于后期手法，常在扳法、摇法之前使用。动作缓慢，用力均匀，拔伸力要由小渐大，当力达到所需要求后，原力维持。操作时，患者应用力抓住床头，医者上身应顺势向后倾仰，以加强拔伸牵引的力量。抱膝滚动法做往返滚动时，尽量遵循直线前后滚动，不要往两侧滚动。铺衬垫，保护好头部。

【注意事项】

急性期注意休息。加强腰背肌功能锻炼，以增强腰椎稳定性，防止复发。日常要注意保暖，局部热敷，防止受凉。

六、腰椎间盘突出症

腰椎间盘突出症属于中医学"腰痛""腰腿痛"范畴，是指始发于椎间盘的损伤、破裂、突出或退行性病变的基础上，产生椎间盘和相应椎间关节及其附属组织一系列的病理变化，由此引起腰伴下肢放射性疼痛的临床症候群。

腰椎间盘突出症的内在因素主要是腰椎间盘的退行性病变；外在因素主要是外伤、劳损等。由于内外因素使椎间盘的纤维环破裂，髓核组织从破裂处突出，使周边的神经、骨髓等受刺激或压迫，产生腰痛、一侧或两侧下肢疼痛、麻木等症状。

【临床表现】

腰椎间盘突出症的患者可因年龄、性别、患病时间及髓核突出的部位、大小、病程长短、个体差异不同表现为各种各样的临床症状。最多见的症状为疼痛，可表现为腰背痛、坐骨神经痛，典型的坐骨神经痛表现为由臀部、大腿后侧、小腿外侧至跟部或足背的放射痛。以持久性的疼痛最常见。

【治疗手法】

1. 舒筋通络

（1）循经捺揉腰部

嘱患者取俯卧位，医者站于其身侧，用小指、无名指、中指背侧及掌指关节着力于腰部，以小指掌指关节背侧为支点，肘关节伸直，靠前臂旋转及腕关节屈伸使产生的力作用于治疗部位上。再用手掌着力于治疗部位，向下按压后做轻柔和缓的环旋活动以按揉，施术时沿两侧膀胱经由上而下往返施术 3~5 遍，用力由轻到重。操作 5~8 分钟（图 3-51）。

（2）点揉穴位

嘱患者取俯卧位，医者站于其身侧，用双手拇指点揉肾俞、大肠俞、膀胱俞、环跳、居髎、承扶、委中、阳陵泉以及督脉等穴，力度以有酸胀为度。施术时医者先将拇指指端置于施术部位用力向下按压后，再加以环旋揉动。注意点揉时拇指需吸定治疗部位，速度和缓不急，幅度要适中（图 3-68、图 3-69）。

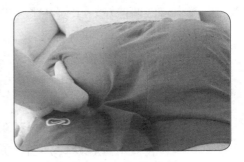

图 3-68　点按承扶

（3）弹拨骶棘肌

嘱患者取俯卧位，医者站于其身侧，两拇指用力向下，深按于骶棘肌的内侧缘，而后拇指向外推捺骶棘肌进行弹拨，在痛点及肌痉挛处上下弹拨 3~5 遍，以达到松解粘连、解痉止痛的目的。施术时力集中于指端，以拇指端施力，其余四指放置于肢体另一侧起辅助支撑作用，将着力的指端插入肌筋缝隙之间或肌筋的起止点，由轻而重，由慢而快地弹而拨之（图 3-53）。

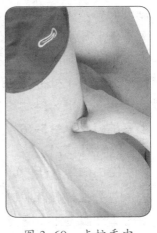

图 3-69　点按委中

（4）横擦腰骶

嘱患者取俯卧位，医者站于其身侧，横擦患者腰骶部肾俞、命门处，反复操作约半分钟。施术时以手的尺侧置于患者腰骶部，做横向直线往返擦动，以局部皮肤微红温热为度。本法浮而不沉，作用于肌肤，滑而不滞，比摩法速度快，着力持续连贯，速度均匀而和缓。操作约3分钟（图3-60）。

2. 整复还纳

（1）腰部摇法

嘱患者取仰卧位，两下肢并拢，自然屈膝屈髋，医者双手分别按住两膝关节，一手按患者膝关节，另一手按住其足踝部，双手协同用力，带动腰部做顺时针或逆时针方向的摇转运动（图3-64）。

（2）腰部斜扳法

嘱患者取侧卧位，患侧在上，健侧自然伸直，患肢尽量屈膝屈髋，医者面对患者站立，用两手或两肘分别扶患者的肩部及臀部，双手做相反方向的用力扳动，使腰部被动扭转，当扭转到有阻力时再施加一个增大幅度的猛推，此时常可听到响声（图3-56）。

（3）腰部背法

医者、患者背靠背站立，医者双足分开，与肩同宽，呈半蹲位；患者双足并拢、直立。医者两臂分别自其腋下穿过，揽住患者双臂，接着弯腰将患者背起。此时医者的臀部尽量抵在患者腰痛明显的区段正中部分。然后嘱患者双腿自然下垂，腰背松弛；而医者则进行膝、髋两关节协调而有节奏的伸屈动作，并在伸直的同时臀部用力，以振动患者腰部。如若患者不易放松，则可先使其左右晃动腰部，以便诱导肌肉松弛。以上动作可操作半分钟至1分钟。利用反背挺臀动作，使患者腰椎得到牵拉伸展，并结合摇晃、顶推、抖动等多种动作，使腰部松动，拉开椎间隙，自动纠正关节紊乱错缝（图3-67）。

【手法技巧】

运用腰部扳法时要注意使用巧力，不可用力粗暴，且在运用扳法之前应该充分放松腰部肌肉。若患者身材高大，医者可站在踏板上操作，以保证患者双脚离地、悬空，运用腰部背法时，医者的臀部以能着力于患者的腰骶部为宜；嘱患者自然呼吸，不能屏气，全身肌肉尽量放松，头宜后仰并紧靠在医者背部；做伸膝屈髋挺臀动作时，动作要协调，掌握好臀部施力的轻重。

【注意事项】

（1）腰椎间盘突出症患者首先要注意改变生活方式，不适宜穿带跟的鞋，日常生活中应多睡硬板床，睡硬板床可以减少椎间盘承受的压力。不要做高强度的剧烈运动和过度运动。注意腰部保暖，特别是初冬季节，应早穿保暖衣裤，避免腰部受风、寒、湿、冷的刺激，经常做腰部热敷、热浴等温热的物理治疗。坚持腰背肌锻炼，加强腰背部及腹部肌肉力。患者在治疗的过程中，注意日常的保健和锻炼，会使身体康复得更快。

（2）上述手法只适用于突出不严重可保守治疗的患者，严重者建议手术治疗。

七、腰骶后关节病

腰骶后关节病属于中医学"腰痛"范畴，腰骶关节突关节是腰椎关节突关节最下方的一个关节，也是腰骶枢纽关节。腰骶后关节病是腰椎力学长期失衡造成椎曲紊乱的结果，多因先天结构异常、创伤、椎间盘退行性变继发或者各种慢性劳损引起。

【临床表现】

慢性下腰痛，遇劳累或气候变化加重，或久坐、久站、久行即感下腰酸痛无力，部分有一侧或两侧臀部或大腿部疼痛，或晨起时症状较重，腰骶部僵硬，适当活动后症状减轻。无放射性剧痛。腰骶棘突间和两侧有压痛，触摸棘突可有偏歪。腰骶部前凸增大，腰部活动轻度受限或不受限，直腿抬高试验阴性。X 线检查：正位可见关节突关节密度增高，或两侧不对称，或有腰骶假关节、骶椎裂；斜位片可见关节腔变窄，或峡部有退行性改变，或隐裂；侧位片可见上腰曲反弓、下腰椎曲增大，腰骶轴交角变小，或有椎体假性滑脱。

【治疗手法】

1. 松解理筋

（1）㨰、揉腰部

嘱患者取俯卧位，医者站于其身侧，用小指、无名指、中指背侧及掌指关节着力于腰部，以小指掌指关节背侧为支点，肘关节伸直，靠前臂旋转及腕关节屈伸产生的力作用于治疗部位。再用手掌着力于治疗部位，向下按压后做轻柔和缓的环旋活动以按揉，施术时沿两侧膀胱经由上而下往返施术 3~5 遍，用力由轻到重。操作 5~8 分钟（图 3-62）。

（2）点按背俞穴及膀胱经经穴

嘱患者取俯卧位，医者站于其身侧，用双手拇指点揉肾俞、大肠俞、小肠俞、八髎等穴各约 1 分钟，力度以有酸胀为度。施术时先将拇指指端置于施术部位用力向下按压后，再加以环旋揉动。注意点揉时拇指需吸定治疗部位，速度和缓不急，幅度要适中。配合掌推腰背，患者取俯卧位，医者站于其身侧，医者用手掌着力于患者后背部，从上至下分别推背部督脉、两侧夹脊、足膀胱经，每条经推 3~5 遍（图 3-52）。

（3）掌推腰背

嘱患者取俯卧位，医者站于其身侧，用手掌着力于患者后背部，从上至下分别推背部督脉、两侧夹脊、足膀胱经，每条经推 3~5 遍（图 3-70）。

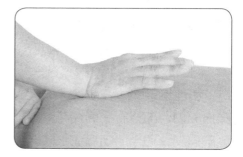

图 3-70　掌推腰背

2. 整复错位

（1）腰部斜扳法

嘱患者取侧卧位，患肢在上，屈膝屈髋；健肢在下，自然伸直，腰部要放松。医者面对患者站立，一手按住患者肩前部，另一手用肘部抵住其臀部，双手协同向相反方向用力，即手掌将肩部向前推，肘部将髋臀部向后按，使患者腰部做被动扭转。当有明显阻力时，做一个增大幅度的突然扳动（图 3-56）。

（2）屈髋屈膝法

嘱患者取仰卧位，患侧屈髋屈膝。医者站在其患肢侧，一手按住患者膝部，一手握住其脚踝部，使患者患侧髋膝关节屈曲到最大限度，健侧髋膝关节始终保持伸直状态（图3-61）。

（3）下肢牵提法

嘱患者取仰卧位，双手握住床沿。医者一手握住患者脚踝，一手握于患者小腿处，牵引拔伸；或患者屈髋伸膝，医者向上牵提下肢（图3-71）。

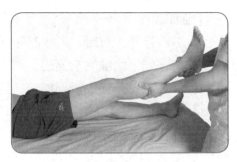

图3-71　下肢牵提法

【手法技巧】

缓慢屈膝屈髋，角度由小到大，渐至最大极限。冲压用力和缓，不可多次操作。操作要在髋关节生理范围内操作，不可强制屈曲，以免造成损伤。不可盲目追求弹响声。腰骶关节强直、髋关节病损、臀肌挛缩、孕妇、骨质疏松及年老体弱患者，禁用屈髋屈膝复位法。

【注意事项】

若椎弓峡部有退行性改变，注意手法不宜过重；若退化严重或隐裂者，以及先天性骶椎裂患者，禁用整复类手法。加强腰背肌锻炼，增加腰肌的弹性及力量，对防治本病有着举足轻重的作用。

第四节　骶尾椎脊柱疾病

一、骶髂关节错缝症

骶髂关节错缝症也称为"骶髂关节半脱位症"，多因外力造成关节的微小移动，不能自行复位，且引起疼痛和功能障碍。根据受伤的姿势与外力的作用方向，可造成骶髂关节向前或向后错位。

前错位：发生于下肢伸髋屈膝的位置上，如剧烈奔跑、跳远或劳动中一腿伸髋屈膝，用肩推重物时，大腿前部的股四头肌强力收缩向前猛力牵拉髂骨，同时由于同侧骶髂关节后面韧带的作用，使骶髂关节向后旋转，导致髂骨向前下错位。

后错位：发生于下肢屈髋伸膝的位置上，如跨越沟壑、弯腰搬取重物时，股后部肌肉强力收缩，牵拉髂骨向后，躯干、脊柱及骶骨向对侧前方旋转时，导致骶骨向后上错位。

【临床表现】

外伤、劳损、产后、风寒湿侵袭、先天等因素诱发或者继发于其他疾病及损伤，如：腰椎间盘突出、腰肌劳损、椎管狭窄、骨质增生、盆内脏炎症等。表现为一侧腰骶部疼痛，重者患肢不敢着地、负重及站立，行走困难。坐位时患侧臀部不敢着力，常以健侧臀部着床，患肢保持屈髋屈膝位，翻身困难，腰骶部痛，或可沿坐骨神经放射性痛或麻木。鞍区症状常有腹股沟部和内收肌群痉挛性疼痛，及其他内脏表现（如痛经、阳痿等）。

【治疗手法】

1. 理筋松解

（1）㨰揉、按揉腰骶部

嘱患者取俯卧位，医者站其侧，先施㨰法于骶棘肌和骶髂关节及臀部5~8分钟，然后在患侧骶髂关节处重点施拇指按揉5分钟，以松解腰骶部紧张痉挛的肌肉。

（2）点按穴位

点按八髎、环跳、秩边、承扶、风市、委中、承山等穴以舒筋通络，以酸胀为度，可促进局部血液循环，达到解痉止痛之目的。

（3）点按骶髂关节

医者拇指点按骶髂关节处应激点，并辅以小幅度的弹拨手法，以松解局部短小韧带的紧张痉挛状态。

（4）擦八髎

医者用手掌紧贴皮肤，稍用力下压并做上下向或左右向直线往返摩擦，使之产生一定的热量。擦法以皮肤有温热感即止。起到温阳益气、祛风活血、消瘀止痛之功用（图3-72）。

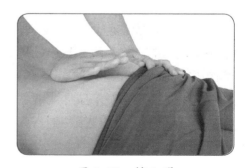

图3-72　擦八髎

2. 整复错位

（1）髋关节拔伸法

嘱患者取仰卧位，患肢屈髋屈膝，医者站于其患侧，一手从患侧下肢内下穿过，与另一手抓交握住患侧膝部，固定患者小腿；助手站于另一侧双手向下按压盆骨，然后医者用力牵拉拔伸（图3-73）。

（2）髋关节拔摇法

嘱患者取仰卧位，医者站于患髋外侧，令患侧髋膝屈曲，医者一手扶住患者膝关节前侧，一手拿住患肢踝关节上方，做髋关节的顺（逆）时针环转摇动（图3-74）。

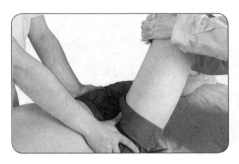

图3-73　髋关节拔伸法

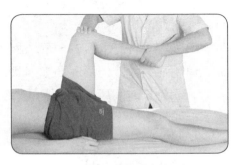

图3-74　髋关节拔摇法

（3）（前错位）屈髋屈膝冲压法

嘱患者仰卧于床沿，下肢伸直。助手按压患者左膝上部固定健肢。医者站于患者右侧，右手握患者右踝或小腿近端，左手扶按患者右膝。先让患者屈曲右侧髋膝关节，内收外展5~6次（松解髋、臀部肌筋），再往对侧季肋部过屈右髋膝关节。趁患者不备，用力往下弹压，此时可闻及关节复位响声或手下有关节复位感，手法毕（图3-75）。

（3）（后错位）俯卧单髋过伸肘压复位法

嘱患者俯卧于床沿，医者站立于患者左侧，右肘（或前臂）托患肢膝上部，左肘压左侧骶髂关节，两手十指交叉。先缓缓旋转患肢5~7次（松解髋、臀部肌筋）。医者

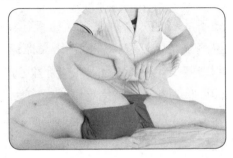

图3-75　屈髋屈膝冲压法

上提患者右下肢，过伸患肢，左肘同时用力往下弹压骶髂关节，此时可闻及关节复位响声或手下有关节复位感，手法毕（图 3-76）。

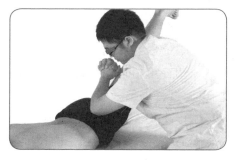

图 3-76　俯卧单髋过伸肘压复位法

【手法技巧】

肘压法往下弹压骶髂关节用力应垂直向下，不可反复操作。侧扳法操作要在髋关节生理范围内操作，不可强制屈曲，以免造成损伤。此法适用于体形健壮的患者。年老体弱或伴髋关节病损者禁用。

【注意事项】

手法复位后，休息 3~5 天，卧硬板床，最好平卧。一般经复位 1~2 周，症状可明显缓解。但平时要加强腰背肌锻炼，劳动时加强保护，纠正不良姿势，避免长时间风、寒、潮湿的刺激。积极治疗，防止转为慢性或其他疾病，如骶髂关节松动症等。

二、骶髂关节扭伤

骶髂关节扭伤是指骶骨与髂骨的耳状关节面，因外力而造成该关节及其韧带损伤，因外力而造成该关节及其韧带损伤，以致局部出现充血、水肿、粘连等无菌性炎症，且引起局部疼痛和功能障碍者。

【临床表现】

下腰部疼痛，呈局限性、持续性钝痛，活动及受寒冷时疼痛加重，可有一侧下肢牵扯痛。腰部活动明显受限，患者躯干微向患侧侧屈，患侧下肢不敢着地，个别患者可有跛行。患侧怕负重而致步履蹒跚，行动缓慢。患侧髋关节外展和外旋受限。骶髂关节的投影区有明显压痛，并有深在性叩击痛。"4"字试验阳性、骨盆分离和挤压试验阳性、床边试验阳性、髋后伸试验阳性、直腿抬高试验轻度受限、足跟叩击试验阳性。X 线片可排除骨关节破坏性疾病，并可发现骶髂关节面模糊或退行性改变。

【治疗手法】

1. 舒筋通络

（1）滚揉、按揉腰骶

嘱患者取俯卧位，医者站其侧，先施滚法于骶棘肌和骶髂关节及臀部5~8分钟，然后在患侧骶髂关节处重点施拇指按揉5分钟，以松解腰骶部紧张痉挛的肌肉。

（2）点按穴位

点按八髎、环跳、秩边、承扶、风市等穴，以酸胀为度，可促进局部血液循环，达到解痉止痛之目的。

（3）擦八髎

医者用手掌紧贴患者皮肤，稍用力下压并做上下向或左右向直线往返摩擦，使之产生一定的热量。擦法以皮肤有温热感即止。达到温阳益气、祛风活血、消瘀止痛之功用（图3-72）。

2. 整复骶髂

（1）屈髋屈膝冲压法

嘱患者仰卧于床沿，下肢伸直。助手按压患者左膝上部固定健肢。医者站于患者右侧，右手握患者右踝或小腿近端，左手扶按其右膝。嘱患者先屈曲右侧髋膝关节，内收外展5~6次（松解髋、臀部肌筋），再往对侧季肋部过屈右髋膝关节。趁患者不备，用力往下弹压，此时可闻及关节复位响声或手下有关节复位感，即手法操作完毕（图3-75）。

（2）俯卧单髋过伸提按法

嘱患者俯卧于床沿，医者站于患者左侧，右手托患肢膝上部，左掌根按压其左侧骶髂关节，先缓缓旋转患肢5~7次（松解髋、臀部肌筋）。之后医者上提患者左侧大腿，过伸患肢，左手同时用力往下弹压骶髂关节，两手呈相反方向扳按，此时可闻及关节复位响声或手下有关节复位感，即手法操作完毕（图3-77）。

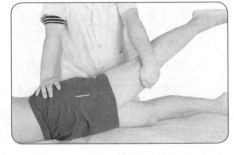

图3-77 俯卧单髋过伸提按法

（3）侧位扳法

嘱患者取侧卧位，患侧在上，双手抱于胸前，健侧下肢略屈髋，患侧下肢屈膝屈髋，使骨盆与床面成垂直状。医者站于患者对面，一手按于患者肩部，另一手用掌根抵住患侧髂后上棘，将其脊柱旋转至最大限度时，两手同时用力，按肩之手稳住身体，同时按于髂后上棘之手做一个有控制的、突发性的，沿患肢股骨纵轴方向的推压扳动（图3-78）。

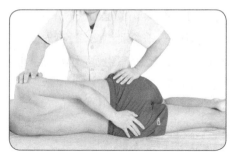

图3-78　侧位扳法

【手法技巧】

操作要在髋关节生理范围内操作，不可强制屈曲，以免造成损伤。此法适用于体形健壮的患者。年老体弱或伴髋关节病损及腰椎间盘突出症腰曲消失或后突，腰椎前滑脱及骨质疏松者禁用。

【注意事项】

采取一般保守方法如卧硬板床休息、理疗、局部按摩、膏药外敷及局部封闭等，症状多数可缓解。对同时伴有腰椎或腰骶关节退变或椎间盘突出者，需加以相应处理。

三、耻骨联合分离症

耻骨联合分离症，又称耻骨联合错缝，是指骨盆前方两侧耻骨纤维软骨联合处，因外力而发生微小的错移，表现为耻骨联合距离增宽或上下错动出现局部疼痛和下肢抬举困难等功能障碍的软组织损伤性疾病。

【临床表现】

患者多有明显的外伤史或为经产妇女。耻骨联合部疼痛，重者疼痛剧烈，活动受限，单侧或双侧下肢难以负重，不能行走，翻身困难；轻者行动无力，上下台阶及单腿站立、弯腰、翻身等动作，都可引起局部疼痛加剧。局部压痛与叩击痛明显，髋关节外展、外旋活动受限，耻骨联合加压及骨盆分离与挤压试验阳性。错移较重者，可触摸到耻骨联合上下缘不齐或分离的间隙。影像学检查 X 线片可见耻骨联合间距离明显增宽，超过 5mm，有的可达 30~50mm，并有上下错位现象。慢性者可见联合之关节面毛躁不平、增生等。

【治疗手法】

1. 理筋松解

嘱患者取俯卧位，医者先用拇指按揉八髎、白环俞、秩边、环跳等穴位后，再用㩐、揉等手法于骶髂部治疗 3~5 分钟，并推揉拍打腰骶部组织，以透热为度；再揉按耻骨联合部 1~2 分钟、肌内收肌群起点处 1~2 分钟，然后再拿捏股四头肌及推擦股内侧肌群，使局部软组织充分放松。

2. 整复复位

（1）仰卧位扳法

嘱患者取仰卧位，一侧下肢伸直，另一侧下肢以"4"字形状放在伸直下肢近膝关节处，并一手按住膝关节，另一手按压对侧髂嵴上，两手同时下压（图 3-79）。

（2）提按法

嘱患者俯卧于床沿，医者站于患者左侧。医者右手托患肢膝上部，左掌根按压左侧骶髂关节。先缓缓旋转患肢 5~7 次（松解髋、臀部肌筋）。医者上提患者左侧大腿，过伸患肢，左手同时用力往下弹压骶髂关节，两手呈相反方向扳按（图 3-80）。

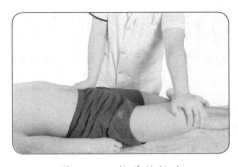

图 3-79　仰卧位扳法

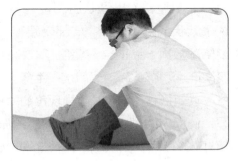

图 3-80　提按法

【手法技巧】

运用仰卧位扳法时双手用力要均匀，垂直向下用力。运用提按法时往下弹压骶髂关节用力应垂直向下，不可反复操作。

【注意事项】

手法复位后，休息 3~5 天，卧硬板床，最好平卧。一般经复位 1~2 周，症状可明显缓解。但平时要加强腰背肌锻炼，劳动时加强保护，纠正不良姿势，避免长时间风、寒、潮湿的刺激。积极治疗，防止转为慢性或其他疾病，如骶髂关节松动症等。

四、梨状肌综合征

梨状肌综合征是一种由各种原因引起的急慢性坐骨神经痛的常见疾病。一般认为，腓总神经高位分支，自梨状肌肌束间穿出或坐骨神经从梨状肌肌腹中穿出。当梨状肌受到损伤，发生充血、水肿、痉挛、粘连和挛缩时，该肌间隙或该肌上、下孔变狭窄，挤压其间穿出的神经、血管，而出现的一系列的临床症状和体征，称为梨状肌综合征。以骶髂关节区疼痛，坐骨切迹和梨状肌痛较重，放射到大腿后外侧，引起行走困难、跛行为主要表现。

【临床表现】

疼痛是本病的主要表现，以臀部为主，并可向下肢放射。急性损伤疼痛严重，臀部呈现"刀割样"或"灼烧样"疼痛，双腿屈曲困难，严重时不能行走或行走一段距离后疼痛剧烈，需休息片刻后才能继续行走。大小便、咳嗽、打喷嚏等因为能增加腹压而使患侧肢体的窜痛感加重。患侧臀部压痛明显，尤以梨状肌部位为甚，可伴萎缩，触诊可触及弥漫性钝厚、成条索状或梨状肌束、局部变硬等。慢性损伤者患侧臀部或下肢后外侧或会阴部放射，有时会有坠胀感或排尿异常或阳痿等，部分患者可出现患侧皮肤麻木、感觉减退、肌肉萎缩等。

直腿抬高在 60° 以前出现疼痛为试验阳性，因为梨状肌被拉长至紧张状态，使损伤的梨状肌对坐骨神经的压迫刺激更加严重，所以疼痛明显，但超过 60° 以后，梨状肌不再被继续拉长，疼痛反而减轻。另外，除了直腿抬高试验外，还要做梨状肌紧张试验，通常梨状肌紧张试验也为阳性。

【治疗手法】

1. 理筋止痛

（1）擦揉臀部及下肢

嘱患者取俯卧位，医者先广泛擦揉臀部、下肢后侧及后外侧，放松肌肉紧张痉挛，使其有舒适感。操作约5分钟。

（2）弹拨梨状肌

嘱患者取俯卧位，医者以双手拇指相重叠，触摸清楚梨状肌，用弹拨法来回拨动该肌，弹拨方向应与肌纤维相垂直。弹拨10~20次后，再在痛点做按压，最后由外侧向内侧顺梨状肌纤维走行方向做推按舒顺手法。操作5~8分钟（图3-81）。

（3）循推梨状肌

嘱患者取俯卧位，医者以一手拇指按住梨状肌体表投影起点，另一手有起点向止点推，直线运动。操作约3分钟（图3-82）。

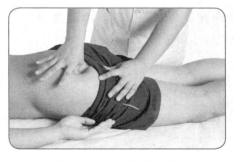
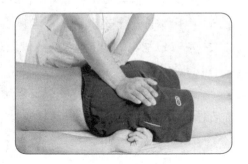

图3-81　弹拨梨状肌　　　　　图3-82　循推梨状肌

（4）擦八髎

医者用手掌紧贴皮肤，稍用力下压并做上下向或左右向直线往返摩擦，使之产生一定的热量。以皮肤有温热感即止。可达温阳益气、祛风活血、消瘀止痛之功用。操作约3分钟（图3-72）。

2. 整复松解

（1）拔伸法

嘱患者取俯卧位或仰卧位，双手拉住床沿或床栏杆，医者站其身侧，可以固定患者髂嵴，也可以固定患者双侧踝关节，用力向后拔伸，医者可利用后蹬或后仰，加强牵引，拔2分钟左右（图3-55）。

（2）侧位扳法

嘱患者取侧卧位，患侧在上，双手抱于胸前，健侧下肢略屈髋，患侧下肢屈膝屈髋，使骨盆与床面成垂直状。医者站于患者对面，一手按于患者肩部，另一手用掌根抵住患侧髂后上棘，将其脊柱旋转至最大限度时，两手同时用力，按肩之手稳住身体，同时按于髂后上棘之手做一个有控制的、突发性的，沿患肢股骨纵轴方向的推压扳动（图3-78）。

（3）屈髋屈膝冲压法

嘱患者仰卧于床沿，下肢伸直。助手按压患者左膝上部固定健肢。医者站于患者右侧，右手握患者右踝或小腿近端，左手扶按右膝。嘱患者先屈曲右侧髋膝关节，内收外展5~6次（松解髋、臀部肌筋），再往对侧季肋部过屈右髋膝关节。趁患者不备，用力往下弹压，此时可闻及关节复位响声或手下有关节复位感，即手法操作完毕（图3-75）。

【手法技巧】

操作要在髋关节生理范围内操作，不可强制屈曲，以免造成损伤。此法适用于体形健壮的患者。年老体弱或伴髋关节病损以及腰椎间盘突出症腰曲消失或后突，腰椎前滑脱及骨质疏松者禁用。

【注意事项】

急性期应卧床休息，将下肢外旋外展，使梨状肌处于松弛状态。缓解后加强锻炼，改善血液循环。